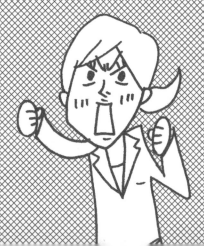

シーちゃんメソッドで
妊娠一直線

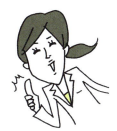

峯村静恵・著

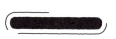

扶桑社

はじめに

2017年10月、以前より綴っていたブログのある記事が、アメーバトピックスに取り上げられました。同時にヤフートピックスにも掲載されたようで、いつもは2000人程度のアクセスだった私のブログが一気に注目を集めることになりました。その数、8万人！　記事の題名は「なんとタダ！　がたがた基礎体温の治し方」です。

「え？　タダで基礎体温がきれいに⁉」

「そもそも基礎体温って自分で何とかすることなんて

できるの？」

皆さんそう思われたのかもしれません。多くの不妊に悩む女性たちがブログを見に来てくれているようでした。

たくさんの不妊女性に私が日頃から思っていることを伝える、二度とない絶好のチャンス。そう考えた私は妊娠の「養生」について切々と語りました。「養生」とは病気にならないような生活を送るための生活習慣のことです。

妊活を病院任せ、人任せにしてはいけない。

自分の体をかえりみてください。元気に過ごせていますか？元気に過ごすことが妊娠につながるのです。そのためには、どんな食事、生活習慣で過ごしていったら良いのか。私が今まで接してきた妊活漢方カウンセリングで培ったノウハウを一心不乱に綴っていったのです。

最初の反応は半信半疑の様子で、批判する記事もありました。しかし、日々記事を更新していくうちに雰囲気が変わっていくのを肌で感じることができるようになりました。

一人、また一人と私の話に耳を傾け、日々の生活に取り入れてくれる、「妊活養生」実践者が増えていったのです。

　アメーバトピックス掲載から1か月ほどすると、養生実践者の中から妊娠する人がでてきました。その方もブログを書いていらっしゃって、私の養生についてご自身のブログで紹介してくれていました。

　私の養生をやってみて、「これは人におすすめできるものだ」と記事にしてくれている。とても嬉しくなりました。と同時に、紹介してくださる内容をもっと簡潔にする必要があると感じるようになりました。

　ブログでは、私の経験をつらつら書き連ねているだけだったので、紹介してくださるブロガーさんも、私の話はまとめにくいようでした。インターネットという便利なツールをさらに活用し、もっと多くの女性に広めていくにはメッセージを簡潔に覚えやすいようにしたい。私は毎日考えました。どうまとめたら伝わりやすいのかを。

　私が本業とする漢方相談や、ブロガーさんたちと接していて、不妊女性たちの生活に「問題だな」と思うことは共通していました。

● 皆さんの食事内容。朝はほとんど食べない、昼も炭水化物だらけでタンパク質不足が多かったこと。
　→タンパク質不足はNG！
● 深夜0時近くまで起きていてブログ更新などを行っている女性が多かったこと。→夜更かしNG！
● 仕事と家事（第二子不妊の場合は第一子の育児もプラス！）で疲労困憊なのに、さらに疲れた体をおして病院通いをしている。もっと自分の体調に目を向けてほしい。→みんな疲れすぎ！

本音を言えば、もっとやってほしいことは多くて、何個も書きたかったのですが、ぐっと堪えて、まずは伝わりやすさ、実践しやすさだと考えて、この3つに絞ったのです。

1.　タンパク質多めの食事
2.　早く寝る
3.　疲れさせない

　シーちゃん先生流、妊活養生メソッド、「シーちゃんメソッド」の誕生です。
　この3箇条は誰にでもできる養生です。しかもタダ！

　「シーちゃんメソッド」と名前をつけてからは、「私はシーちゃんメソッドやっています」「シーちゃん先生の信者です」と、私の養生について紹介してくださるブロガーさんがどんどん増えていきました。
　2017年10月のトピックス紹介から1年が経ち、妊活養生メソッド3箇条を実践し、妊娠出産された方が一人、また一人と増え、今では数え切れないくらいのメンバーになりました。
　今までの妊活でつらかったこと、養生を実践してよかったこと、その後妊娠し、妊娠中の経過、出産の報告など、妊活→妊娠→出産→育児中の様子をブログに綴って広めてくださるブロガーさんが大勢でてきました。

　実践後、出産された方が口をそろえておっしゃるのは「もっと早く知りたかった」「目から鱗が落ちました」ということです。
　私は心底驚きました。
　え？　知らないってどういうこと？　もともと知っていたの

に面倒くさいし、やりたくないからいろいろ理由をつけてやらなかったわけじゃないの？と。

　常日頃、漢方相談という、病気で悩む人たちがいらっしゃる現場にいるので、毎日毎日口を酸っぱくして伝えていることだから、私には当たり前になっていたけれど。そうだったのか！ならばもっと多くの女性たちに知ってほしいし伝えたい、と思いました。

　本書では先に述べた3箇条を中心にお話を進めていきます。そして前回執筆させていただいた妊活本『待ったなし！　崖っぷち高齢不妊女性のための超スパルタ妊娠マニュアル』執筆後に発見した、新たな気付きもご紹介します。

　この本を読まれた多くの女性に勇気を与えることができれば嬉しいなと思いながら綴っていきます。最後までおつきあいください。

2019年4月　峯村静恵

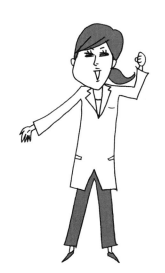

シーちゃんメソッドで妊娠一直線　もくじ

・はじめに ⋯⋯⋯⋯⋯⋯⋯⋯⋯⋯⋯⋯⋯⋯⋯⋯⋯⋯⋯⋯ 002

第1章
妊娠・出産に堪えられる
体の準備はできていますか? ⋯⋯ 011

・妊活に必要な視点 ⋯⋯⋯⋯⋯⋯⋯⋯⋯⋯⋯⋯⋯⋯⋯⋯ 012

・異常なしと元気いっぱいは同じではありません ⋯⋯ 014

・現在のコンディションを再確認!　体調チェックシート ⋯ 017

・体のバランスはとれていますか? ⋯⋯⋯⋯⋯⋯⋯⋯⋯ 023

・中医学的妊活で必要な「気」と「精」 ⋯⋯⋯⋯⋯⋯⋯ 031

・シーちゃんメソッド第1条　タンパク質多め ⋯⋯⋯⋯ 036

・タンパク質多めの食事　実践編 ⋯⋯⋯⋯⋯⋯⋯⋯⋯ 039

・シーちゃんメソッド第2条　早く寝る ⋯⋯⋯⋯⋯⋯⋯ 044

・早く寝る　実践編 ⋯⋯⋯⋯⋯⋯⋯⋯⋯⋯⋯⋯⋯⋯⋯ 048

・シーちゃんメソッド第3条　疲れさせない ⋯⋯⋯⋯⋯ 053

・「気」と「精」を消耗する仕事 ⋯⋯⋯⋯⋯⋯⋯⋯⋯⋯ 056

・「疲れている人」に激しい運動は逆効果 ⋯⋯⋯⋯⋯⋯ 061

・体力がない人は家の中で簡単な筋トレから ⋯⋯⋯⋯ 063

タダ乗り ブロガー体験談1 ⋯⋯⋯⋯⋯⋯⋯⋯⋯ 066
シーちゃんメソッドを取り入れた養生生活で第二子妊娠。
葬式流産も防いでもらった、タダ乗りブロガー第1号!（ちびままさん30歳）

第2章
「シーちゃんメソッド」で妊娠一直線！ 069

・基礎体温をつけてみましょう 070

気が不足している疲れた人に多い基礎体温 074

気の滞りがあり、ストレスや憂鬱な気持ちを抱えた人に多い基礎体温 074

陽が不足して冷えている人に多い基礎体温 075

陰が不足して火照っている人に多い基礎体温 076

排卵に勢いがない人に多い基礎体温 077

case 1 立ち仕事を辞めると決意したらすぐに妊娠！（Sさん 34歳）......080

case 2 二人目不妊も養生で。
人工授精5回撃沈後の自然妊娠（Cさん 39歳）......088

case 3 早く寝始めたらすぐに基礎体温安定。
多嚢胞性卵巣症候群でも自然妊娠（Hさん 29歳）......093

case4 基礎体温が整わない……そんなときでもステップアップを！
ガタガタ基礎体温なのに妊娠したランキング1位（Aさん 35歳）......097

・二人目妊活のポイント 104

タダ乗り ブロガー体験談2
持病を抱えての二人目不妊。「養生」が心の支えになりました
（のんのさん 34歳）......108

・隠れ貧血も不妊の原因に 110

case5 フェリチンなど貧血対策を行い、
みごと妊娠した事例第1号!（Sさん 35歳）⋯⋯⋯⋯⋯ 114

・AMHが低くても、焦らず体づくりをしっかりと ⋯⋯⋯⋯ 120

タダ乗り ブロガー体験談3 ⋯⋯⋯⋯⋯⋯⋯⋯⋯⋯⋯ 122
AMH0.79でも、気持ちを切り替え養生開始。
「妊活中です」と仕事をセーブし、自然妊娠!（がうさん30歳）

・甲状腺刺激ホルモン（TSH）と不妊について ⋯⋯⋯⋯ 124

タダ乗り ブロガー体験談4 ⋯⋯⋯⋯⋯⋯⋯⋯⋯⋯⋯ 126
シーちゃん先生のブログを見てTSHを検査したら12.93!
治療を開始したらすぐ妊娠しました（sayakaさん 33歳）

case6 結婚時に、不妊の原因となりかねない
チョコレート嚢腫発見で大ショック!（Yさん 33歳）⋯⋯⋯ 128

・チョコレート嚢腫と妊活注意点 ⋯⋯⋯⋯⋯⋯⋯⋯⋯⋯ 135

case7 チョコレート嚢腫で腹腔鏡手術を実施。
体外受精にて妊娠・出産（Sさん 当時28歳）⋯⋯⋯⋯⋯ 136

第3章
一度も妊娠したことがない!
それって着床不全かもしれません ⋯⋯⋯⋯ 139

・基礎体温がキレイで養生で体が整っているのに妊娠しない ⋯ 140
基礎体温check! ❶ 比較的健康で基礎体温もキレイなのに ⋯⋯ 142

基礎体温check! ❷ 自信が持てる基礎体温なのに体外受精2回撃沈 ……… 144

基礎体温check! ❸ これだけ整った基礎体温でなぜ化学流産? ……… 146

・着床不全や不育症が見つかるケース ……… 149

case8 なんとステップダウンの自然妊娠!(Rさん 37歳) ……… 151

ブロガー体験談5 ……… 160
シーちゃん先生から「おかしいね」の指摘で不育症検査。
服薬後、初めての体外受精で妊娠!(ゆうゆうさん 36歳)

ブロガー体験談6 ……… 162
体外受精撃沈後、シーちゃんメソッドに出会い、体調だけでなく、
メンタルも劇的に変化。養生していなければ、
赤ちゃんに会えないどころか離婚していたかも……(とにいさん 30歳)

・男性不妊にもシーちゃんメソッドを! ……… 164

case9 ご主人の精子が97%奇形率でも自然妊娠!
女性の体づくりは重要なのです(Tさん 31歳) ……… 168

case10 着床不全に加えご主人の正常精子が0.5%!
養生と人工授精で無事出産(Bさん 35歳) ……… 170

・男性不妊でも男性を責めないで ……… 176

タダ乗り ブロガー体験談7 ……… 178
もともと不妊治療には非協力的で淡泊な主人。悩んだ末、
シリンジを試してみました(Juriaさん 32歳)

・おわりに ……… 180

・甲状腺刺激ホルモン(TSH)の検査と対応をしてくれる病院 ……… 182

010

Chapter 1　　　　　　　　　　　　　　Shiechan's method

第 1 章

妊娠・出産に耐えられる

体の準備は

できていますか？

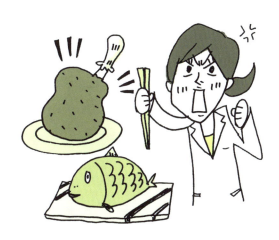

妊活に必要な視点

　妊活女性に必要なのは病院に一生懸命通うことだけではないはずです。

　一方で本来検査しなければならない状況なのに、病院に行かずに年齢を重ねてしまい手遅れになるケースもあります。それではいけませんね。

　最近は晩婚の傾向がありますから、結婚する時点で高齢妊娠期(35歳以上)に突入していることも珍しくなくなってきています。体外受精を行う年間42万人のうち、約4割が40代という超高齢妊活時代の現状に鑑みて、妊娠に必要ないろんなことを同時進行で取り組む必要があると私は考えています。

　いろんなこととは何か？　それは大きく分けると二つあります。西洋医学的妊活と中医学的 (東洋医学的) 妊活です。

　不妊治療における研究と技術の発展は目覚ましいものがありますが、高度になればなるほど西洋医学的視点は細部へと向かっていきます。それが西洋医学の高度生殖医療の良い面です。

　ホルモンが不足していたらホルモンを補い、受精ができなければ体外受精や顕微授精を行う。すんなりうまくいくケースは何も問題ありませんが、その高度な生殖医療をもってしても結果につながらない女性が多く存在しているのも事実です。

　これだけお金をかけて通院しているのに結果が出ない。治療が長期化すると女性の体への負担が大きくなるのはもちろん、精神的にも経済的にもダメージがありますよね。ホルモン補充に頼ってばかりいるとホルモン依存に陥りやすくもなります。

結果が出にくい原因は一つではありませんが、まず、目を向けてほしいのが「治療を行う女性が元気で体調が良く、日々充実しているか」という点です。

　生殖の前に、一人の人間として心も体も健康であるかがとても大事なのです。ところが、体調がものすごく悪いのに、そのことに目を向けず不妊治療に通っている女性がとても多いことに驚かされます。

　中医学ではまずはその現象や症状を見たときに、その症状だけではなく、現在の体全体のコンディションを把握する、という考え方があります。「全体観（ぜんたいかん）」といいます。

　不妊の悩みだから、子宮、卵巣などの生殖器だけを観察すればことが足りると考えてはいません。女性の体全体が活き活きと力がみなぎっているのか？　心と体のバランスは整っているのか？など、生殖医療から少し離れて一歩引いた見方をしていきます。

　まず全体を把握する。解決すべきは妊娠出産という生殖器と関係あるところにもかかわらず、生殖器以外の体調全般を把握するという考え方は西洋医学にはない視点です。

　また、中医学では、気、精など目に見えるものではない、検査数値を見ても把握できない部分を重要に考えるところがあります。妊娠、出産では中医学でいうところの目に見えない気や精などの体を構成する必要物質が十分足りているのかどうかが大切なのです。

　西洋医学の技術発展、科学の部分と、中医学の目に見えないけれどとても必要な物質を十分にして、体全体を整える。という両面で妊娠対策を行うことが理想であると考えます。

異常なしと元気いっぱいは
同じではありません

　不妊検査で異常がないということと、元気いっぱいであることはイコールにはなりません。

　なぜ、なかなか妊娠しないのか？ という原因の根本は、妊娠出産に足りる体の準備がまだできていないということだと私は考えています。不妊治療にばかり目がいっていませんか？ 体のことを少し振り返ってみませんか？ 結果がうまく出ないことで焦る気持ちはわかりますが、一旦落ち着いて体の声に耳を傾けてほしいのです。

　私は「妊娠し、出産した」ということは〝妊娠、出産してもいいよ〟と体の許可を得た〟という証だと思っています。

　私が多くの不妊相談者を見ていてつくづく感じることは、妊娠出産とは育む女性側の体のコンディションを総合的に判断して得られる体からの了承。つまり妊娠出産とは許可制なのだということです。

　「何度、体外受精にチャレンジしてもうまくいかなかったのに、元気になったらひょいと1回で自然妊娠して夫婦でびっくりした」「養生して体の準備を万端にして取り組んだら数回の治療で妊娠した」という報告をいただくことから、導き出した私の答えです。

　つまり、妊娠できない、妊娠しないのではなく、あなたの現在のコンディションでは、妊娠したくない、妊娠したら体が持ちこたえられるか心配よ、今のコンディションでは妊娠OK！

ではないのですよと、体が切々と訴えているのだと、そう理解してほしいのです。

養生実践者がよく口にする言葉があります。

「元気になってみて初めて今までの私は相当に疲れていたのだとわかった」

毎年の健康診断で大きな異常がなく病名がつかなければ健康で元気いっぱいかというと、中医学から見るとそうではありません。健康とはいえず、イマイチな体調、それが不妊女性です。

妊娠出産は命を懸けて命をはぐくむ大事業です。医療が発展し、妊娠出産で命を落とす女性は少なくなりましたが、絶対に安全か？といわれたら、そうではないのですから。

妊娠すれば免疫が落ち感染症にかかりやすくなります。感染症が悪化すれば母子同時死亡もありうるのです。つわりがひどくて何も食べられない状態になる人もいるでしょう。眠れなくなる人もいます。

個人差がありますが、人によっては妊娠した直後からつらい体調になる場合も多いのです。私自身、39歳と43歳で出産しましたが、つわりがひどく、夜の間ずっと吐いているため、トイレの壁にもたれながらウトウト仮眠をとり、またげーっと吐く日々でした。ゆっくり横になれません。妊娠中のほとんどがつらい毎日でした。

赤ちゃんが大きくなると、血流が悪くなり内臓に負担がかかります。夜になると赤ちゃんの動きが活発になり、おなかを蹴られますから、ぐっすり眠れないのです。出産したら、さらに赤ちゃんの世話でてんてこ舞い。感染症にかかりやすい乳幼児の世話も待ったなしで続いていきます。

そんな過酷な妊娠出産をこなしても母体は安全かどうか、あ

なたの体はしっかりと見定めてくれているのです。あなたの頭だけで「赤ちゃんが欲しい、欲しい」と思っていても、体はそうは思っていない、ということを理解してください。

　私が先日100人セミナーを行ったときのことです。私のセミナーに参加してくださる方ですから、不妊治療を行っても成果がなく、養生を始めている方がほとんどです。

「皆さんの中で、私は元気いっぱい！なのにどうして妊娠しないんだろう？と思う方は手をあげてください」と言ったところ、なんとゼロ人だったのです！

　元気いっぱいなのに妊娠しないということは大事なことで、何か治療が必要だということですから、私は何人かはいらっしゃると思ったのですが、ゼロ……。

　ゼロ人ということは、皆さん通常の生活だけでもつらいということです。病院に通うだけでも1日仕事。その病院も家から離れていることが多い。普段の生活だけで余力がないのに、病院に通うことでさらに疲れてしまうのです。

「前のMAX疲れているときを10とすると、今はどれくらい疲れていますか？」と聞くと、「養生を始めて前より良くなりました。3です」と。でも、疲れが「3」残っていてはまだマイナスなのです。また、「前よりは疲れていません」という方の基礎体温を見ると、体は疲れているとわかります。

「疲れをゼロにして、プラス5くらいになったら妊娠に向かっていくから、それまで落ち着いて体をつくっていこうね」とお話をしました。

　そのためには、今の体調を知ることが大切です。

　体調をはかるためのチェックシートを用意しましたので、今のコンディションを把握してみましょう。

check sheet

現状のコンディションを

再確認！

体調チェックシート

check sheet

質問に答え、該当する項目に□を入れてみましょう。

寒熱陰陽

□ 冷えを感じやすい。（どの部分？）

□ 火照りやすい。（場所は？）

□ 口やのどが渇く。

二便

□ 便がゆるいことがある。

□ 便秘をすると、コロコロ便。

□ トイレが近く、いつもトイレが気になる。

・ 尿の色は濃い？うすい？量は多い？少ない？

□ 睡眠中トイレで目が覚めることがある。

□ 残尿感があり尿に勢いがない。

汗

□ 人より汗をかきやすい。

□ 寝汗をかきやすい。

睡眠

・ 夜何時に寝て、朝何時に起きますか？

□ 寝付きが悪い。

□ 眠りが浅い。

□ 睡眠中に何度も目が覚める。

□ 夢をよく見る。内容を覚えていることが多い。

□ 追いかけられるなどの悪夢を見る。

飲食

・ 1日を振り返って
朝・昼・夕ご飯は何を食べたか詳しく書いてみましょう。

朝 ＿＿＿＿＿＿＿

昼 ＿＿＿＿＿＿＿

夕 ＿＿＿＿＿＿＿

飲食

・ 間食はどんなものを食べる？

＿＿＿＿＿＿＿

・ 甘いものはどのくらい食べますか？（のど飴なども含む）
1日3回以上
1日1回
2〜3週間に1回
ほとんど食べない

・ お酒はどのくらい飲む？
（記入例：毎日夕食にワイングラスを1〜2杯、など）

＿＿＿＿＿＿＿

□ タバコを吸う。

□ 油もの・甘いものが好き。

・ よく食べる、飲むものは？

＿＿＿＿＿＿＿

気血水

気虚

□ 疲れやすく体力がない。

□ 疲れると顔色が悪くなる。

□ よく風邪をひく。

□ 不正出血になりやすくアザができやすい。

□ いつも眠い。

□ 寒くなると眠くなる。

□ 胃下垂などの内臓下垂がある。

□ 汗をかきやすい。

□ 肉付きにたるみがある、プニョプニョと力がない。

□ 疲れると食欲がなくなる。

※同じ質問がありますが、それぞれに意味がありますのでチェックをすすめてください

気血水

気虚

- ☐ 疲れるとめまいがする。
- ☐ 疲れると下痢をする。
- ☐ 水を飲んでもトイレが遠い。
- ☐ 食べても太れない。
- ☐ やる気が起きなくなることがある。
- ☐ 息切れがある。
- ☐ お悩みの症状は疲れると悪化する。

気滞、気逆

- ☐ のどが詰まる。
- ☐ おなかが張って痛い。
- ☐ 胸がつまる。
- ☐ 脇が痛い、息が吸いづらい。
- ☐ 痛みがあちこち動く。
- ☐ ため息が出る。
- ☐ 吐き気がする。
- ☐ げっぷが出る。
- ☐ 咳が出る。
- ☐ 胸が張って痛い。
- ☐ 頭が張って痛い。
- ☐ 肩が張って痛い。
- ☐ 背中が張って痛い。
- ☐ イライラする。

血虚

- ☐ 貧血検査でひっかかったことがある。

気血水

血虚

- ☐ 髪の毛が細く、量も少ない。
- ☐ 爪の色、唇の色が薄い、爪が割れやすい。
- ☐ 生理中など出血中にめまいがする。
- ☐ 動悸がある。
- ☐ 忘れっぽい。
- ☐ 不眠。
- ☐ 不安感がある。
- ☐ 手足がしびれる。
- ☐ 目がチカチカする。

瘀血（おけつ）

- ☐ 体のどこかが針で刺されるように痛い。チクチク痛い。
- ☐ 体のどこかに固定した痛みがある。
- ☐ 子宮筋腫、腫瘤などのシコリがある。
- ☐ 押されると痛みがひどくなる。
- ☐ 右半身または左半身だけだるいなど何か症状がある。
- ☐ コレステロールや中性脂肪、血糖値が高い。

津液（しんえき）不足

- ☐ 頸管粘液（おりもの）が少ない。
- ☐ 口の中や唇が乾く。
- ☐ ホットヨガなど汗をかくのが好きだ。

check sheet

気血水

津液不足
- ☐ 人と比べると汗をかきすぎていると感じる。
- ☐ 膝が痛い、ばね指、ヘルニアなどの関節痛を抱えている。
- ☐ 尿量が減少し、便が乾燥しコロコロする。
- ☐ のぼせや手足の火照りがある。
- ☐ 乾燥に弱い。

水滞
- ☐ 痰が絡みやすい、たくさん痰が出る。雨の日は症状悪化。
- ☐ 体が重だるい、手足が重だるい。雨の日は症状悪化。
- ☐ めまいがする、雨の日は症状悪化。
- ☐ 食欲減退、吐き気がある。
- ☐ 水分を取りたいとは思わない。
- ☐ 腸やお腹のあたりでチョロチョロ水の音がする。
- ☐ 動悸、息切れ、胸苦しい。（雨の日は症状悪化）
- ☐ むくみがある。

五臓 / 心
- ☐ 動悸がする。
- ☐ 不整脈がある。
- ☐ あまり外に出たくない。
- ☐ いつも眠い。
- ☐ 胸痛や胸苦しさがある。
- ☐ 読書や仕事などに集中できない。

五臓 / 心
- ☐ 人の名前や地名などが突然出てこなくなることがある。
- ☐ 漠然とした不安感がある。
- ☐ そわそわして落ち着かないことがある。

肺
- ☐ ちょっと動いただけで息切れをする。
- ☐ 風邪をひきやすい。
- ☐ 声が小さいとか、か細いと言われる。
- ☐ 咳が出やすかったり喘息がある。
- ☐ 花粉症などのアレルギーがある。
- ☐ 副鼻腔炎や慢性鼻炎など鼻に疾患がある。
- ☐ 皮膚は弱いほう。（かぶれ、蕁麻疹など）
- ☐ 唇が乾きやすい、肌が乾燥しやすい。
- ☐ のどが腫れやすい。
- ☐ 鼻が詰まりやすい。

腎（じん）
- ☐ 腰痛がある。
- ☐ 関節痛がある。（膝など）
- ☐ 呼吸が浅くなることがある。
- ☐ 足がだるくなることがある。
- ☐ むくみやすい。
- ☐ 耳鳴りがする。
- ☐ 聞こえにくいことがある。

※同じ質問がありますが、それぞれに意味がありますのでチェックをすすめてください

五臓 — 腎

- ☐ 髪が抜けやすく、パサパサする。
- ☐ 膀胱炎、カンジダになりやすい。
- ☐ おりものが少ない。
- ☐ おりものが水っぽい。

五臓 — 脾（ひ）

- ☐ 食べる量が少ない。少食と言われる。
- ☐ おいしく食事ができない。
- ☐ 油ものを食べるともたれる。
- ☐ もたれ感があり、朝おなかが空っぽな感じがない。
- ☐ すぐおなかいっぱいになり、すぐにおなかが空くことがある。
- ☐ 胃痛・腹痛がある。
- ☐ 食後、眠くなる。
- ☐ 胃下垂などの内臓下垂がある。
- ☐ いつの間にかアザができていることがある。
- ☐ 不正出血している。またはしやすい。
- ☐ 飲みすぎたり、食べすぎたりする。
- ☐ 食後に痰がたまる。
- ☐ おなかの中でポチャポチャ音がすることがある。
- ☐ ゲップがよく出る。
- ☐ のどや口が渇きやすい。
- ☐ 口臭を感じる。
- ☐ 口内炎ができやすい。

五臓 — 脾

- ☐ 薄いつばや唾液が多く出る。
- ☐ ガスが溜まりやすい。
- ☐ 吐き気がある。
- ☐ ストレスで食欲が落ちたり、逆に食欲が出すぎたりする。
- ☐ くよくよしやすい。

胆（たん）

- ☐ 食べ物がつっかえることがある。
- ☐ 初めての環境に慣れるまで時間がかかる。
- ☐ 物音でびっくりする。音に敏感。
- ☐ 優柔不断。
- ☐ 落ち込みやすい。
- ☐ マイナス思考になりがち。
- ☐ 心配性。

肝（かん）

- ☐ 肩こりや首こりがある。
- ☐ 頭痛がある。
- ☐ 目が充血しやすい。
- ☐ 目が疲れやすい。
- ☐ 夜間、目が見えにくい。
- ☐ 目がかすむことがある。
- ☐ 目がショボショボしたり、ドライアイがある。
- ☐ 目の周りの筋肉がピクピクすることがある。
- ☐ 飛蚊症がある。（蚊が飛んでいるように見える）

check sheet

五臓　肝

- ☐ 手足の筋肉がつることがある。
- ☐ 手足がしびれることがある。
- ☐ 手足が震えることがある。
- ☐ 爪が割れやすかったり線が入りやすい。
- ☐ しこりが首筋にできることがある。
- ☐ ストレスを溜めやすい。
- ☐ 緊張しやすい。
- ☐ ストレスを感じてのどが詰まることがある。
- ☐ 気分にムラができやすい。
- ☐ ストレスや環境変化によって食欲にムラがある。
- ☐ イライラしやすい。
- ☐ 怒りっぽく、怒りが爆発することがある。
- ☐ 足の付け根がギューッと痛くなることがある。
- ☐ 歯ぎしりや食いしばりがある。
- ☐ せっかちである。
- ☐ 立ちくらみがある。
- ☐ めまいがする。
- ☐ 胸やおなかが張る。

月経　生理前

- ☐ イライラする。
- ☐ 落ちこむ。
- ☐ 眠さ、だるさがある。

月経　生理前

- ☐ 腰痛、頭痛、腹部痛などがある。
- ☐ 食欲がアップしたり、肌荒れしやすくなったりする。
- ☐ おなかがシクシク痛む。
- ☐ 便秘や下痢になる。

月経　生理中

- ・ 周期、出血日数は？
- ☐ 塊がある。
- ☐ 出血の量が多い。
- ☐ おなかが痛い。
- ☐ ギューっと内臓をつかまれるような痛みがある。
- ☐ チクチク針で刺されるような、あるいはグサグサとナイフで刺されるような痛みがある。
- ☐ 腰が痛い。
- ☐ 水下痢になる。

生理後

- ☐ ボーッとしたり、貧血になることがある。
- ☐ おなかがシクシク痛む。

帯下

- ☐ おりものが水っぽい。
- ☐ おりものが黄色く陰部にかゆみがある。
- ☐ おりものがポロポロしている。固い。
- ☐ 陰部にかゆみがある。

排卵

- ☐ 排卵痛がある。
- ☐ 排卵出血がある。

※同じ質問がありますが、それぞれに意味がありますのでチェックをすすめてください

体のバランスはとれていますか？

　中医的に見ると、チェックシートの該当項目が少ないほど体調がよく、パワーが充実していると考えます。たくさんの項目にチェックがつく人は、妊娠を考える前に、根本から体を立て直す必要があるでしょう。

　では、各項目の説明をしていきます。

寒熱陰陽

身体が冷えているか（寒）
身体が熱を持っているか（熱）
身体が陰に傾いているか（冷えている）
身体が陽に傾いているか（火照る）

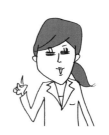

　世の中では、「女性は体を温めよう！」の掛け声高く、温活一色なのですが、それは人によりけりです。

　ホルモン補充を行っていると、ホルモンは陰陽でいうところの「陽」に属していますから、体は陽に傾いていきます。長期にわたりホルモン治療を行うことで、副作用として火照り、更年期のような症状が出てくることもあるのです。そのときに温活一辺倒では対応しきれません。「寒熱陰陽」は、温めるべきか、冷ますべきかを判別するヒントになります。

　また、「寒熱夾雑(きょうざつ)」といって、熱さと寒さが共存していてどちらかにすっぱりと判別しにくい場合があります。その場合はほかの項目から総合的に判断します。

外界との関係も勘案します。外が暑いと暑い暑いとなり、寒ければ寒い寒いとなる人は、体を包む気が不足していると考えます。

　暑ければそれなりの服装になるし、寒ければ着込みます。人並に暑いと感じ、寒いと感じる。季節が冬なのに顔が火照って熱く汗をダラダラとかいたり、季節が夏なのに足先だけが寒かったり冷えを感じることがあれば、その多くは正常ではありません。

〈寒〉

　冷えている人は、冷えている場所によって意味合いが変わってきます。

● **手足が冷えている人**……緊張しやすい人に多く、交感神経が興奮状態にあります。あわせて、健康的に全身すみずみまで巡らせるだけのエネルギーが不足していると考えられます。

● **体全体が冷えている人**……栄養の不足（温める材料不足）、エネルギーの使いすぎ、気の不足が考えられます。

● **腰から下が冷えている人**……精力貯金の陽（温める力）の部分がかなり不足しています。

〈熱〉

　熱がりにもタイプがあります。

　大きく分けて二つです。エネルギッシュすぎる熱っぽさと冷却水不足による熱っぽさです。

● **体全体が熱くて、体温高め**……エネルギッシュな方は赤ら顔で鼻血が出やすく、口内炎ができやすいです。

● **手足の火照り**……冷却水不足による熱っぽさは手足が火照っています。特に夜になると手足がカッカします。

● **上半身だけ熱い**……不妊によるストレスが長引くと鬱々とした気持ちになり、それが熱を持ちます。緊張したり、ストレスがかかるとすぐに顔が赤くなる人もこれにあたります。ホルモン療法が長期間にわたって継続されると火照りやのぼせが出てきます。

　寒熱はどちらか一方にはっきり分かれる場合もありますが、多くは混合しています。ある場所は冷えていて、ある場所は火照っているなど複雑に絡み合っています。一つ一つ原因を紐解いて改善に向けて対応していきます。

● <mark>二便　尿と便</mark>

　尿は水分代謝と精力の貯金箱、腎の働きを表すものです。また腎の気（納気）＝妊娠継続力を意味し、妊活に必要なエネルギー量の現在値を測るうえで重要なファクターになるのが尿です。

　実はトイレが近く頻尿であることは、中医学では不妊の原因になるのです。頻尿というのは尿を留めておく力が不足している状態で、気の不足です。

　気が不足すると妊娠しにくさ（不妊）、妊娠継続力不足（流産）につながっていきます。トイレが近く、夜中に目が覚めてしまう、夜中に何回もトイレに行く、などは高齢女性のよくある症状に該当するため、中医学的にはかなりの精力不足な症状なのです。

　便が下痢気味のときは、栄養素をしっかり吸収できていない可能性があります。また、潤い（陰）が不足すると、大便もコロコロと固く乾燥します。呼気を通じて気の管理や水分代謝を行う肺（大腸）や胃腸（脾）の働きとも深く関係があり、便の状態が

良好であるというのは、脾肺のバランスが良いともいえます。

　脾肺が健康であると、妊娠力の貯金箱「腎」にエネルギーが貯金されます。これらの項目は体が冷えているか、火照っているかにも大きく影響します。

　食べた物がスムーズに吸収され排出されているかどうかは体全体を支えるうえで重要な項目です。

● 汗

　汗は中医学では津液が原料です。津液は、体液や軟骨など体を構成する重要な物質の一つととらえています。その津液が異常に失われてしまうことは、体へのダメージも大きくなります。昼間にダラダラとかく汗は気の不足。夜寝ている間にかく寝汗は陰の不足と中医学ではとらえます。

● 睡眠

　ぐっすり深く眠れて翌日もすっきり起きることができるのが理想です。

　夢を見ることが多く（血の不足）考え込みやすい女性、頭をフル回転させるお仕事の女性などは睡眠が不足しがちです。追われる夢が多い、怖い夢をよく見る（胆の弱り）など、いわゆる悪夢は決断を迫られてストレスを抱えている女性に多く見られます。睡眠は重要なところなので、44ページから詳しくお話ししていきます。

● 飲食

　普段の食事については、「シーちゃんメソッド」の大事な項目ですので、36ページから詳しくご説明します。

● 間食

甘いものは、タンパク質と糖がくっついて細胞変性させるため、不妊女性には食べてほしくないものなのです。さらに、鼻炎、皮膚炎など炎症体質がある女性はなおさらやめなくてはいけません。のど飴も甘いものに含まれます。おやつは一口サイズのかまぼこやミニウインナーなど、なるべくタンパク質を食べてほしいと思います。

● お酒

お酒を分解するアルコール分解酵素を活性させるのに必要な亜鉛は、性ホルモン活性にも必要です。妊活中は性ホルモンに回すために亜鉛消費をアルコールに回すのをやめましょう。また、ビールはキンキンに冷えているほうが美味しいのはわかりますが、内臓が冷えてしまいます。

● 油もの

揚げ物やバターが多いと血液がドロドロしやすいので、油ものは週に1回などに抑え、全体的にあっさりした料理を召し上がってください。

気血水

〈気虚〉

疲れている現代の不妊女性にとって一番必要なのは「気」であると私は考えています。

気が不足することを気虚といいます。気の働きは5つあると考えられており、気が弱ると次のような状態になります。

❶妊娠に必要な体の機能が正常に働きません。

❷体を温めることができなくなり、冷えが生じ、巡りの悪さなどの滞りが起きます。

❸体の免疫力に支障が出ます。妊娠は、半分は本人ではないご主人の遺伝子が入った受精卵を体内に宿すことで成立します。免疫の寛容性が必要になってきます。

❹卵や赤ちゃんを体に留めておく力が不足し、不妊、流産の原因につながります。

❺食べた物が妊娠に必要なエネルギー（ホルモンなど）に変換されません。

　気虚に多くのチェックがつく人は、今一度、普段の生活を見直し、手放すものはないか振り返ってみましょう。

● 気滞

　気の流れがうまくいかなくなることを気滞、気逆（正常の気の方向ではない動きをする）といいます。ストレスが多い女性の症状です。妊活も取り組む期間が長引くと体はもちろん心の負担も大きくなります。ストレスが過度にかかると気の働きが乱れます。

　気滞、気逆のチェックが多くつく人はストレスをゆるやかにする工夫をしてみましょう。

● 血虚

　血が不足することを血虚といいます。血は血液と同じ意味を持ちます。

　血虚に多くチェックがつく人は鉄分が豊富に含まれる食材を意識して食べましょう。

● 瘀血

　血が滞ることを瘀血といいます。体のすみずみまで血液が勢いよく巡ることができるように、納豆や玉ねぎなど血液サラサ

ラ食材を意識して食べてみましょう。

● 津液不足　＊気血水の水にあたります。

　体液や軟骨などが不足することを津液不足といいます。頸管粘液 (おりもの) なども津液に入ります。おりものが不足すると不妊の原因になります。体の潤いを養うためには早く寝ることが必要です。

● 水滞 (湿)

　体液が滞ることを水滞といいます。むくみやだるさ、頭が重い、めまいなど、雨の日の不快症状を引き起こします。

五臓

● 心

　西洋医学の心臓と考え方はほぼ同じですが、中医学の心は精神 (こころ) の意味合いを含みます。

● 肺

　西洋医学の肺と考え方は同じですが、ホルモン全般を担当する腎を肺が支えているという考え方は中医学の特徴です。肺、腎にチェックがある人は自力ステロイドホルモンが不足しているようで、喘息、アトピー、アレルギー性鼻炎などにチェックがつきます。

● 腎

　西洋医学の腎とはとらえ方が違います。中医学の腎はホルモン全般と関係しています。中医学の腎は成長、発育、生殖、老化をつかさどるといわれており、これを西洋医学に当てはめると、副腎や甲状腺、性腺などの内分泌全般を意味していると考えることができます。妊娠に関係するホルモンは腎と密接です。

これは中医学独特のとらえ方です。

● 脾

西洋医学の脾臓とはとらえ方が異なります。胃腸、消化吸収を担います。脾の働きが低下すると、食べた物が体にうまくいきわたらないのです。

● 胆

西洋医学の胆のうとはとらえ方が異なります。胆は決断を担当します。ストレスが多く、決断の連続だと胆に疲労が溜まり悪夢を見ます。

● 肝

西洋医学の肝臓と中医学の肝とはとらえ方が異なります。腎で作られたホルモンを肝が上手に分泌させる働きを持っています。ストレスが溜まると生理が止まることがありますが、肝のホルモンを上手に分泌させる働きが低下したため起こる症状です。ストレスを最初に受け止めるのが肝です。

● 月経

生理に関係する質問が並びます。該当数が多ければ、「気血水」の不足や滞り、生殖器と関係のある「肝」「腎」に何らかの不足か滞りが生じていると考えます。生理時に体調が崩れすぎることがないよう、普段通りすごせることが理想です。

皆さんのチェック数はいかがでしたか？　病名がつかなくても、長期不妊女性になるとチェックの数がとても多くなるのです。これからシーちゃんメソッドを実践し、五臓六腑気血水のバランスを整え、チェックを減らして妊娠体質に近づけていきましょう。

中医学的妊活で必要な「気」と「精」

先ほどのチェックシート解説でも何度か「気」という言葉が出てきました。

西洋医学的検査で計測できないけれど中医学で重点を置いている「気」と「精」についてお話ししたいと思います。

この二つは検査結果で数値化ができない概念的なものです。この気と精を体に蓄えて妊娠、出産に備えることがとても大切なのです。

気と精について簡単に要約して説明していきます。

「気」

気は呼吸から得られる酸素、そして栄養物質という、大きく分けて二つの意味があります。
中医学では気という見えないものについてとても重要に考えていてこんな言葉もあるくらいです。

「気 一元」

気一元論です。

気というものがすべてのおおもとになる。元となる。という言葉です。

すべてのもの（万物）は気から生成されている、というのです。

気は見えないけれど、見えないから無ではないのだ、と。

気は体を温める力を持っています。

031

気は五臓六腑を正常に働かせる力を持っています。

気は病気から守ってくれる力を持っています。

気は体液が必要以上に漏れ出ないように守っています。

気は消化吸収や新陳代謝を正常に行ってくれます。

　気が十分にあり、五臓六腑、体のすみずみまでいきわたり、その力を発揮するなら本来の体のあるべき姿に向かうはずです。つまり妊娠する力を取り戻すことにつながると私は考えています。

「精」

　精は体の重要物質の一つと考えられていて、ホルモンの働きを含みます。

　また、精は精神の精といわれています。「精力の精」「精神の精」。この二つの精はおおもとは一緒である、という考え方です。

精神＝心の安定

精力＝ホルモン充実で元気いっぱい（もちろん性欲もあります）

　精が充実している女性は、心と体が安定的に健康であり、妊娠力もあると考えられています。

　治療結果が思うように出ない人の多くに見られるのが、「病名がつく病気ではないけれど何となく調子が悪い」「体全体に元気がみなぎっていると言えない」「まったく性欲がない」「精神的に不安定になりやすい」です。これらすべて、精不足として中医学の世界では不妊の原因になるものなのです。

精は二種類に分けて考えます。「先天の精」と「後天の精」です。

先天の精というのは、親をはじめとする先祖からいただく遺伝的な精力です。

後天の精というのは、生まれてからの養生で補（おぎな）っていくものです。先天と後天と合わせた総合的な精（エネルギーレベル）が今の体調や妊娠基礎力になります。

先天の精

両親や祖父祖母、多くの血のつながった親戚一同が元気いっぱいで、自分も生まれつき体が弱かったなどの体調不良がなく元気であれば、自分が遺伝的にいただいた精は十分あると思ってよいでしょう。

一方で、親戚一同がみな病弱気味で自分も病弱だった、ということであれば、生まれ持った精は少ないと考えて養生に養生を重ね、その不足を補っていく必要があります。

この先天の精というのは生まれ持ったときにいただいたもので、努力ではどうすることもできないのです。

私の話をしますと、母はそれなりに体力もあり、ふんばりも利いた体質でしたが、父は人工透析をしていますし、父方の祖父は早くに亡くなってしまい、祖母は常に胃腸が弱く、持って生まれた精は多くはなさそうでした。

私自身も、幼い頃から病弱で学校も休みがちでしたから、遺伝的にいただいた精はかなり少ないと思っています。それでもちゃんと出産し、育児もしていますから、先祖からいただいた精力が少なくても落ち込まないでくださいね。

後天の精

先天の精は生まれたときに決まってしまう精ですが、一方で

後天の精は努力と養生で増やすことができます。

　また、いくら先祖からいただいた精が十分あっても、生まれてからの生活が滅茶苦茶（食事の不摂生や夜更かし、過労など）であれば、生まれてから普段の生活で補っていく後天の精は十分に養えず、不足が生じていきます。

　後天の精は生まれてからの養生とお伝えしました。具体的に言えば、精を補うような食事をとり、十分に休む、ということです。普段の生活でその食事や睡眠で養ったエネルギーを使い切らずに余らせることによってその余った分が精に回る（貯金）のです。

　「シーちゃんメソッド」は、まずは普段の食事や睡眠でエネルギーを十分に養います。一方で、気や精を使いすぎないように、省エネ生活にします。エネルギーを余らせて貯金に回すことで、生殖能力へパワーを送ることができるようにするのです。シーちゃんメソッドは、日々の生活を見直すことを意識したものです。

　私が提案しているシーちゃんメソッドは「タンパク質多め」「早く寝る」「疲れさせない」の3つです。気や精というものを軸に考えれば、以下のような提案になります。

タンパク質多め
栄養の気をしっかり補おう
後天の精の原料を十分に養おう

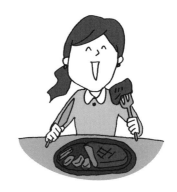

早く寝る
長く寝ることで気を養おう
後天の精を早く寝ることで養おう

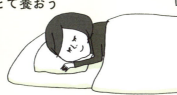

疲れさせない
気の消耗を最小限に、余力を残そう
普段の生活を省エネにし、後天の精を貯金に回せるようにしよう

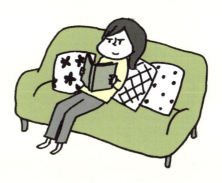

　次のページからは「シーちゃんメソッド」3箇条それぞれについて考え方と進め方を紹介していきます。

Shiechan's method

シーちゃんメソッド第1条
☑タンパク質多め

食事は気、精のおおもと。
体の原材料は日々の食生活にあり！

　私は今まで、多くの不妊女性のお食事チェックを行ってきました。「素晴らしい！」と申し上げられる食事内容はとても少ないのが現状です。

　不妊女性の食事内容はひどいものです。そして長期不妊女性の食事はさらにとてつもなくひどいものなのです。

　不妊女性に限らず、毎月生理がある女性たちは、生理（出血、内膜脱落、内膜再生、造血）を意識した食事をとる必要があります。

　朝ごはんに多いのが「食べない」派。次に、食事とはいえない、「飲み物だけ」。紅茶、コーヒー、野菜ジュース、スムージーなど。次に、フレークやグラノーラなどです。果物だけ、おにぎりとお茶、サンドイッチにカフェラテという人もいました。

☑ **よくある朝食**
- 食べない
- コーヒー、紅茶などの飲み物だけ
- パン1枚にコーヒー、紅茶
- 果物のみ

- グラノーラ
- スムージー

　昼ごはんに多いのは、麺類です。パスタ、うどんやお蕎麦などです。これらもすべて炭水化物メインになっており、タンパク質が入っていてもほんの少量です。
　コンビニなどで見かける「これからランチかな？」と思われる女性たちの購入物をみると、おにぎりだけ、サンドイッチに甘い飲み物など。これだけでは大幅に栄養失調だと言わざるを得ない状況にあります。

☑ よくある昼食
- パスタ
- サンドイッチ
- おにぎりにお茶
- もり蕎麦
- スープ（インスタントで具が少ない）

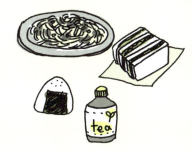

　朝昼ともにバランスが悪く、食べたとしても炭水化物が多めで、タンパク質が大幅に不足しています。
　そして、お待ちかね、夜ごはんです。夜ごはんはお肉を焼いたり、お魚を煮たりしてしっかりおかずを作ります。そして夜遅くに晩ごはんとして召し上がります。
　夜遅くの食事は胃もたれの原因となります。そして夜遅くまで起きている。
　結果、朝はギリギリまで寝ていたいし、夜遅くの晩ごはんがもたれてしまい朝の食欲は皆無。そして食べない、という日々になります。

これは一日一食といってもよい食生活で、とてもとても、気や精を養う内容にはなっていないのです。これでは完全に栄養失調です。
　新型栄養失調という言葉が少しずつ広まりつつあります。「炭水化物（糖質・カロリー）は摂取しているけれど、タンパク質、ミネラル、ビタミンが不足している」ということです。
　タンパク質とは、肉、魚介、大豆、卵などです。
　タンパク質は分解されるとアミノ酸になります。体の構成物質の一つです。
　肉、魚介、大豆、卵をざっくりタンパク質といいますが、これらの食材にはビタミン、ミネラルも含まれています。今までの炭水化物のみの栄養失調不妊体質を生み出すような食事から、妊娠体質へ変化させるために、伝わりやすいように考えたメッセージが「シーちゃんメソッド第1条　タンパク質多めの食事をしましょう」です。

　また、「私は3食バランスよくとれていると思う」という方は、血液検査で血中タンパク、尿素窒素などを計測してみてください。あまり血中タンパクが高くなると腎臓に負担がかかります。下限値なら、タンパク質多めの食事にしてよいと思います。

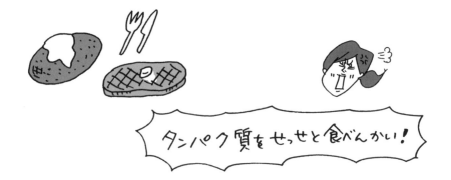

タンパク質多めの食事　実践編

　現在の皆さまの胃腸コンディションはいかがでしょうか？

　しっかりとおなかが空いて、時間がくれば食欲がわいてきて、バランスよく食べており、食後の胃もたれもありません。食後の腹部膨満感もないです。下痢、便秘もなく、健康的な胃腸ですと自信を持って言える状態でしょうか？

　タンパク質は一日一食なのに、毎月出血し内膜脱落が起こる生理が来るわけです。

　また、胃腸は面積も広く、粘膜の生まれ変わりも早い場所で、多くのタンパク質を必要としている臓器です。長らくタンパク質を食べていなかった人の胃腸は、徐々に弱っていって、粘膜も薄くなりやすいのです。

　消化酵素を含む酵素はタンパク質を主成分としています。タンパク質不足は消化酵素などを含む酵素不足を引き起こします。3000とも5000種類ともいわれている酵素。それぞれに働きを担っていますがそのおおもとがタンパク質なのです。

　タンパク質を定期的に食べなければ消化する力さえも衰えてしまいます。

　3000〜5000種類といわれる酵素が不足し、代謝異常も起こります。それが体全体の機能不足につながり、結果体調不良を起こしているのです。

039

タンパク質を食べない → 粘膜が弱くなる → 消化酵素も減ってくる → タンパク質を食べると消化しきれず腹部膨満感になる → 食欲が落ちる → ますます食べない → さらにタンパク質不足 → 一段と粘膜が弱くなる → 下痢、便秘になる → ますます食べられなくなる → ぐるぐるぐるぐる、無限ループで胃腸虚弱へまっしぐら！

　こんな女性は少なくないのですよ。そんな連鎖を止めるためには、タンパク質を食らい向かう！　立ち向かう！　そんな気持ちで取り組んでほしいのです。

　今まで、長期にわたりタンパク質不足の生活を送っていたら、少しずつタンパク質を補う必要があります。消化酵素の原料を少しずつ摂取し、消化酵素を育てるイメージでしょうか。
　消化機能が十分になってきたと感じる胃腸コンディションになったら、さらにタンパク質を増やしていきます。
　現在、胃腸が十分に働かない状態で、いきなりタンパク質多めの食事にしたら、おなかがびっくりしてしまいます。せっかくよかれと思って食べたのに、機能低下に陥ってしまっては残念です。

　一日一食タンパク質が長期間だった女性は、徐々に食べる量を増やしていく工夫をしましょう。
　最初はおかゆに消化の良いタンパク質を入れて卵を混ぜたものや、野菜やタンパク質数種類を混ぜてドロドロに煮たスープなどからはじめるようにしましょう。
　タンパク質を分解する酵素（プロテアーゼ）を含む野菜と一緒に召し上がってください。

生姜、大根、玉ねぎ、キノコ類、麹などがおすすめです。

消化の良いタンパク質は、納豆、豆腐もそうなのですが、大豆製品だけでなく動くものを食べてほしいので、シラスなどの小魚などを含むお魚類、お肉は鶏ひき肉あたりがスタートとしてはおすすめです。

納豆に小魚、貝類、そして上記の消化酵素を含んだ野菜と、彩りよく緑のお野菜などを一緒に煮て卵を落としておかゆやスープなどにすれば、2～3種類のタンパク質を摂取することができますね。

胃腸にやさしいけれどしっかりとタンパク質を摂取。そんな意識で召し上がってください。

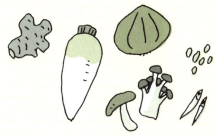

胃腸虚弱の人は3食ドロドロ、消化重視の食事から始めましょう

夜遅くにガッツリと食べてしまうと、結局朝ごはんが食べられません。

体は休みなく働いています。長期タンパク質不足の女性であれば、満遍なく、朝昼晩とタンパク質を摂取して体のすみずみまで届けてあげてほしいと思います。となると夜も消化重視でありながらタンパク質をしっかりと摂取できる食事がおすすめなのです。

ドロドロスープにプロテインパウダーをプラスする。そんな感じでも良いです。プロテインパウダーはさまざまな種類が販売されているのでおすすめです。

少しずつ、少しずつ胃腸の反応を見ながら食べていきます。

食べる際には、よく噛みましょう。

早食いは消化不良の原因になり、胃腸に負担をかけますからね。

肉類は、鶏肉→豚肉→牛肉の順に消化が悪くなりますから、肉類にトライするときはまずは鶏からスタートです。

胃腸が回復し、消化吸収がしっかりとしてきたら、さらにタンパク質多めにします。

もともと胃腸が弱くない女性で、タンパク質不足気味だったという方は、最初から3食しっかり食べても良いですよ。私のおすすめは、動くもの2種類です。肉、魚を1品ずつ。

さらに、納豆や卵などをプラスしていきます。

今までのタンパク質不足の負債を完済すべく多めに召し上がってください。

お肌がプリプリになってきた。かかとがスベスベしてきた。髪の毛にハリが出てきた。

こうした指標を目安として、タンパク質摂取量をコントロールします。元気いっぱいになりタンパク質が満たされている感じがしたら負債完済ですから、苦しくなるほどおなかいっぱいタンパク質を食べる必要はありません。

次はバランスを意識して食材ごとに目的意識を持って選んでいきます。

シーちゃんメソッドでは皆さんに伝わりやすいように簡潔に「タンパク質多め」としていますが、それだけ食べていればいいという意味ではありません。タンパク質だけではなく、お野菜や魚介から得られるビタミンDや微量ミネラルといわれる栄養素も大切です。

鉄 ……………… 赤こんにゃく　赤身肉　レバー
　　　　　　　　ほうれん草　小松菜
亜鉛 ……………… 牡蠣　あさり　しじみなどの貝類
ビタミンD ……… あんこう肝　シラスなどのお魚類

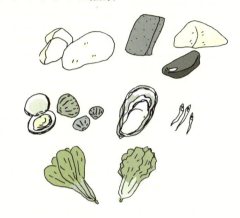

　成分分析表が記載してある本やサイトがあります。それらを参考にしましょう。
　胃腸の面積も限られていますから、食事のバランスがものすごく悪かった女性は、まずはタンパク質を食べ、胃腸がしっかりしてお肌もプリプリになってきたら、色とりどり多種多様の食材をバランスよく召し上がってほしいと思います。
　タンパク質多めの次は、野菜もしっかりと。野菜が不足してお肉を積極的に食べているとコレステロールが急上昇したり、野菜不足のデトックス効果減で体臭が出る人がいます。
　気になる人はタンパク質を分解する酵素を含む野菜とセットで食べるようにしてください。

　食事をバランスよく。
　そんなことは当たり前だ!!と喝を入れたくなりますが、コンビニでお買い物をする多くの女性たちの様子を見ていると、彼女たちの当たり前と私の当たり前はやはりまったく違うようです。これからも私は口を酸っぱくして、日々の食べ物をしっかり、タンパク質がとても大事、栄養バランスをよく考えて！と伝えていかねばならないと感じています。

Shiechan's method

シーちゃんメソッド第2条
☑︎ 早く寝る

20代〜30代前半 ……… 22時に寝る
30代後半 ……………… 21時に寝る
40代 …………………… 最低でも21時に寝る
第二子以降の妊活は第一子と一緒に20時から21時までの間に寝る

すべての年代を通して、体調と相談して元気にならなければ、寝る時間を早くする

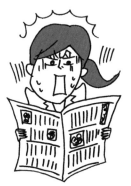

　ニュースでやっていましたね。昨今、若者の睡眠不足が深刻です。2018年11月に厚生労働省が発表した「国民健康・栄養調査」によると、睡眠時間が少ないのは男女ともに40代です。

　厚生労働省は全国の20歳以上の男女6500人余りを対象に睡眠時間などの生活習慣について調査しました。このうち1日の平均睡眠時間が6時間未満だった人は、全体で男性が36.1%、女性が42.1%にのぼり、中でも40代が最も多く、男性が48.5%、女性は52.4%とおよそ半数にのぼりました。
　また、平均の睡眠時間が5時間未満という人は、全体では男性が7.5%、女性が9.2%で、40代では男性が11.3%、女性は

10.6%でした。

　さらに直近の1か月間に睡眠で休養が十分に取れたか尋ねたところ、「あまりとれていない」や「まったくとれていない」と答えた人は、全体では20.2%にのぼり、40代では30.9%に達しました。

　休養が十分取れていないと答える人の割合は平成21年の調査以降、徐々に増えています。睡眠不足になると生活習慣病のリスクが高まることがわかっています。厚生労働省は、働く時間を短くしたり家事を家族で分担したりして適切な睡眠時間を確保してほしいと呼びかけています。(厚生労働省「平成29年国民健康・栄養調査」及び「健康づくりのための睡眠指針2014」より)

　日が暮れれば休む。日が昇れば働く。

　人間の歴史が始まってから、つい最近までのほとんどの期間をこの習慣をもって生活してきました。ところが、火を使うようになり、さらに電気で明るさを保てる便利な世の中になると、より一層遅くまで起きていることが増えました。

　早く寝る習慣、昔から言われている「早寝早起き」「早起きは三文の徳」というような生活からはほど遠い環境にあります。また、パソコンが普及し、いつも画面(ブルーライト)を見ているため起こる脳の興奮状態も、人の本来のメカニズムを少しずつ破壊しているように思えてなりません。早く寝ると脳も体も休まるのですが、早く寝る習慣がない方は急に早く寝るのは難しいと思われます。

　さらに、養生以前にもともと不眠症を抱えている不妊女性は多く存在します。

　不眠というと、ほとんど眠れない、目がさえてしまい朝まで

眠くならないというイメージがありますが、中医学的に不眠とはどんな症状なのかご紹介します。

〈中医学的不眠該当症状〉

● 入眠困難(なかなか寝付けない)

● いったん目が覚めると再入眠できない

● ぐっすり一定に眠れず、すぐ目が覚めて起きてしまい、ウトウトしている

● 悪夢が多い、追われる夢、仕事が終わらないなど、「○○が終わらない夢」をよく見て寝覚めが悪い

● 胃腸不調によって消化不良が起きて、胃もたれが原因で入眠できない

● 考えすぎて脳が興奮して入眠できない

● 虚弱体質で入眠するだけの体力がない

　上記の症状はすべて不眠として対応する必要があると考えられています。

　すぐ寝入ることができて、夜中にトイレに目を覚まさず、うっすらと起きてしまうこともなく、夢も覚えていないくらい深く深く眠る。これが中医学の正常な睡眠です。

　睡眠は脳と関係があり、妊娠出産に必要なホルモン分泌も脳と関係していることから、睡眠の質と妊娠出産は密接に絡み合っているというのが私の持論です。

　早く寝ることによって体調が良くなれば、ホルモン分泌も整い、結果として基礎体温がキレイになる。

　時計遺伝子という働きが発見されてノーベル賞を受賞しました。生殖とは本来誰にでも備わった、原始的な持って生まれた機能です。人の歴史をかえりみて原点回帰することで、人間が

本来持っている力を正常化し能力を発揮させる。それが妊娠出産につながると私は考えています。

　すぐに妊娠すると思ったのになかなかな結果が出ない。友人や姉妹、親戚が妊娠すると複雑な気持ちになります。不妊歴が1年、2年、3年そしてそれ以上となると、子どもがどうしても欲しい人は、気持ちが鬱々として落ち込む毎日になることでしょう。
　考えすぎること、思いつめることは妊娠に必要な「気」や「精」を使い果たすことになります。日頃のストレスによる精力消耗によってさらに妊娠しにくい体になってしまいます。
　早く寝たいと思っていても、なかなか眠れない。すると眠れないことによって精の貯金が少なくなってしまいます。
　シーちゃんメソッドでは睡眠をとても大切に考えています。早く眠れること、より良い睡眠がとれるかが鍵になってきます。眠れない体質の人はどのような症状を抱えているかお伝えしたいと思います。

〈不眠になりやすい体質や症状〉

● 仕事で忙しく疲れた日々を長期過ごしている人
● 思いつめたり考えすぎたりマイナス思考に陥りやすく
　グルグルと同じ考えが頭を駆け巡りやすい人

● もともと体が虚弱で、
　体調不良や精神不良が長期にわたっている人

● すぐにイライラしてキレやすい人
● ため息が出やすく、落ち込みやすい人
● 手足が火照ってのぼせやすい人
● 物音に驚きやすくて、なかなか物事を決められない人

不眠があると、精が上手に貯金できません。また一方で、精力がもともと少なく、精の貯金も少ない人が不眠になります。原因が先か症状が先か判別は難しいところです。

いずれにしても、床について気付かないうちに寝入っていて、朝すっと自然に目が覚めて、朝からテキパキと動くことができるように体づくりをする必要があります。

生後間もない赤ちゃんは夜中にも授乳があり、あまり眠れない毎日が続きます。赤ちゃんが寝入った途端ママもすっと眠れるような体でないと、これから続く長期寝不足子育て人生は前途多難ですから。

早く寝る　実践編

1 ≫ まずは夫婦で早寝について話し合う

夫が原因で眠れないという女性は多いのです。

帰りが遅いのを待っている必要がある。夫が帰宅したときの物音で目が覚めてしまう。いびきがうるさくて眠れない、などが挙げられます。

シーちゃんメソッドを行うにあたり、必ず夫婦で話し合ってほしいと思います。

いきなり「私、夜10時に寝るから！」とさっさと寝てしまい、「今まで晩ごはんを食べながら話を聞いてくれていた妻はどうしたのか？」「さみしいな」と、夫婦仲が悪くなっては妊活どころではありません。夫婦仲良くともに養生に取り組めるよう、夫が養生生活を応援してくれるよう話をしてみてほしいと思います。

2 ›› 夫婦別室か仕切りで対策

一番おすすめなのが、夫婦別室。寝室を分けられない場合は仕切りを作って。電気をつけても寝ていられるように頭が暗くなるような頭専用テント（かぶって寝る枕）もあります。アイマスクも良いでしょう。音対策なら耳栓です。夫が帰宅しても起きなくなったとおっしゃる方は多いです。

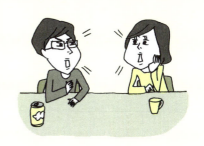

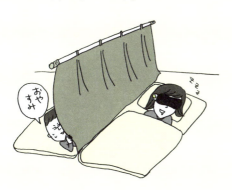

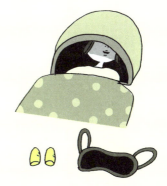

3 ›› 夕方から（仕事有の女性は帰宅後）のスケジュールを前倒しにする

早く夕食を食べる（消化に良いもの）……17時〜18時前後に食事。
早く風呂に入る……19時前後に風呂。
早く布団へ入る……20時には横になり、なかなか寝付けなくても横になって目をつぶり心静かに過ごす。

4 ›› 第二子妊活なら、第一子と一緒に寝てしまう

第二子以降妊活では、子どもと一緒に横になったらそのまま

寝てしまい、残りの家事はパパに丸投げ、さらに、朝ごはんの仕込みもパパがやってくれるなら尚良し。

いったん起きなくちゃ、と思うと結局二度寝になり、二度目に横になってもすぐに眠れませんし体も休まりません。子どもと寝てしまっても、パパが文句を言わずにすべてやってくれる手はずならストレスもなく、安心して横になれます。子育てをしながら家事をし、さらに働いている女性は仕事に行かなくてはいけません。保育園の送迎も体力を消耗します。

早く寝るための夫婦の工夫や協力体制を整える必要があります。

5 ⟫⟫ 早朝目が覚めたらそのまま起きる

早朝に目が覚めてしまったら起きるのもあり。遅くまで起きているくらいなら早く寝て朝早く起きて自分の時間を過ごしましょう。4時、5時に目を覚まして、自分の好きなことをする時間に充てるのはありです。夜遅くまで起きて睡眠時間を削るよりよっぽど健康的です。

6 ⟫⟫ カフェインが入っている飲み物は、飲まない

早寝の習慣がない人は、いつもの就寝時間より早く寝るのに慣れるまでは、布団に横になってもすぐに寝付けないでしょう。そのためカフェインが入っている飲み物はなるべく排除してほしいと思います。

ある方は、不眠気味だとおっしゃるので睡眠対策の漢方薬をお出しして眠れるようになったのですが、ある日、昼間飲んだ緑茶1杯でまったく眠れなくなってしまったとのこと。

緑茶もカフェインが入っており、コーヒー、紅茶、ウーロン

茶などもカフェインが入っています。エナジードリンクはもちろん、ゼリー飲料や炭酸飲料にもカフェインが含まれているものがあります。調べてみて、ノンカフェインにしてください。

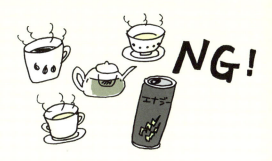

7 ≫ 脳の興奮を休める

　自宅に戻ったらスマホやパソコンなど、ブルーライトが出ているものを見ないようにする。本を読んだり考え事をしたり勉強をするなど、脳を使う作業をしないように気をつけましょう。

8 ≫ 徐々に就業時間を早めていく

　寝る時間がもともと遅ければ少しずつ時間を早めていきましょう。急に早くして眠れないと焦ってしまいます。24時に寝ていた人は23時にし、その次に22時にするというように早めていきます。

9 ≫ メラトニンの原料を食べる

　メラトニンは「睡眠ホルモン」とも呼ばれ、自然な眠りを誘う作用をします。
　トリプトファンが多く含まれる食材（ごはん、アブラナ科の野菜、豆腐やみそなど大豆製品、カツオ、豚肉などのタンパク質）とビタミンB6でセロトニンが作られます。
　セロトニンはメラトニンの前駆物質です。昼間に日光を十分

浴びるとセロトニンができ、夜になるとメラトニンになります。電磁波はメラトニンを分解してしまうという説もあるので日が暮れてからスマホや携帯電話、パソコンなどのブルーライトを浴びないよう気をつけましょう。

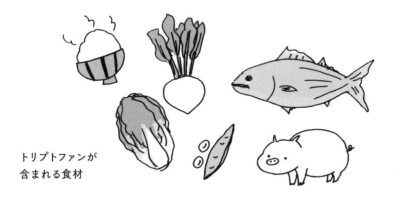

トリプトファンが含まれる食材

10 》》胃腸が弱い人は夜ごはんを軽めに

胃もたれが原因の不眠があります。消化の良いタンパク質で栄養素はしっかりと。さらに不眠気味の方は朝ごはんをトリプトファン意識でしっかり召し上がるようにしましょう。

トリプトファン摂取にはおみそ汁がおすすめです。

最近、洋食化が進み、和食中心の食事ではなくなってきたと同時におみそ汁を毎食いただく人も減っていると思います。

実際、妊活の相談者もおみそ汁を食べる頻度は一日1回が多いのです。一日を通して食べない日もあるという女性も。

発酵食品でもあり、抗酸化力もかなり高いといわれているおみそ汁。妊活には細胞の若さが必要です。抗酸化力がある食材を食べるという養生はとても重要なのです。

さらにトリプトファンも摂取できるのですから、3食和食中心にして3食とも野菜たっぷりのおみそ汁を召し上がってみてください。

Shiechan's method

シーちゃんメソッド第3条
☑疲れさせない

日々の生活を振り返り、疲れさせないようにする

夕方になってもまだまだ動けるわ、と余力が残るような生活。その余力が精となって貯金に回ります。生殖能力に必要なエネルギーが養われ、妊娠出産につながっていきます。

シーちゃんメソッドでの「疲れさせない」とは、肉体的な疲労と精神的な疲労をなるべく避けて、体力温存で過ごすことを指します。

現代の女性はいつも忙しく、仕事も男性並み。さらに結婚したら家事もこなしていく必要があります。通勤時間は片道1時間、仕事をこなし、満員電車に往復2時間も立ちっぱなしで、さらに駅についたら買い物にスーパーへ立ち寄り、重い荷物を両手いっぱいに抱えて帰宅。息つく暇もなく、そのまま夕飯の支度、風呂の掃除に洗濯。夕食を食べたら片づけを行い、お風呂に入り、その後ようやく自分の時間が取れる。このような忙しい女性は少なくないと思います。

となれば23時24時まで起きていて、つかの間の自由時間を過ごしたくなるのもわからないではありません。その後ようやく就寝となれば必然的に深夜就寝となります。

深夜就寝は胃腸を弱くします。結果、朝ごはんが食べられない状態になります。深夜就寝では疲れは取れずに翌日まで残っ

てしまいます。少しずつ、いや確実に疲労は蓄積し、精力は失われ疲労困憊へのカウントダウンが始まります。

疲れ切ってエネルギーが不足していては、妊娠に必要な「気」や「精」を消耗します。日々疲れないように過ごすことは先に述べた、先天の精、後天の精に影響してきます。

疲労困憊の日々では、後天の精を補うどころか先祖からいただいた大事な遺伝的パワー、先天の精も使っていくことになります。

精力が不足すれば精神不安定になったりホルモン数値が悪くなっていきます。結果さらに妊娠しにくくなっていくのです。

日々の生活で余力を残し貯金に回す。そんな生活を送ってほしいのです。

疲れさせない日々を過ごす、省エネ生活を送ることは、後天の精を補い妊娠に備えるために必要な中医学的養生なのです。

女性活躍が叫ばれて久しい昨今ですが、ひと昔前はお茶くみコピーとりで女性はたいてい定時に上がっていました。そして結婚して寿退社でした。

しかし、近頃では女性管理職も多く誕生し、責任ある仕事に就き成果を求められる時代になりました。そして、多くの女性がまずは仕事で結果を出して、それから妊娠出産に取り組もうという流れになっていきました。実際にキャリアを積まずに寿退社してしまうとキャリアが途絶えてしまい、再び職に戻るのにひと苦労するため、キャリアを手放したくないと思う女性は多いと思います。

私も39歳で第一子を出産した高齢出産組なので、人のことを

言える立場ではありませんが、32歳で独立するときに、この年齢で会社を立ち上げるとこのまま結婚や出産が難しくなる。もしかすると結婚して子どもを産みたいという夢は実現できないかもしれないという覚悟を決めて独立しました。もしそうなったとしても後悔なし！と。

　仕事と妊娠出産は別々に考えなければいけない物事です。そして、心から子どもが欲しい、子どもを産みたいと思う女性は、妊娠出産についてもっとシビアに考える必要があります。

　一般的に妊娠可能な年齢は限りがあるのですから。のちのちに後悔のないように一つ一つしっかりと向き合い、考え抜いて、決断していってほしいと思います。

　女性は毎月生理があり、出血し栄養を失う営みがあります。生理にも「気」や「精」を使います。さらに仕事を持っていると仕事でも「気」や「精」を消耗させるのです。

　親や先祖からいただいた精力というのは自分の努力ではどうすることもできないもので、いただいた精力の量も質も人それぞれ違うのだということはお伝えした通りです。

　別の意味で、まったく異なる性質の男性と女性を比べてみても、生理のない男性と生理のある女性が同じであるわけがなく、異なる性質の男女が同じように肩を並べて同等の成果を求められることに違和感があります。中医学視点で考えるとかなりの無理があるのです。

● 体力があり元気でストレスに強い人 → 精の量は多い

● 体力がなく疲れやすくストレスに弱い → 精の量は少ない

● 毎月の生理が来ても平気で過ごせる → 精の量は多い

● 毎月の生理が来るたびに体調が崩れてしんどい

　　→ 精の量は少ない

この本を読んでいる皆さんの中でこのように精が少ないなと感じている人がいれば、これから紹介するお仕事は体力的に負担が多いと考えます。

「気」と「精」を消耗する仕事

☑ 人と話す仕事

話すというのは気を発散させる行為です。さらに立っている時間が長ければ長いほど気を消耗させます。

受付　接客業　営業　アナウンサー
教師　コールセンターのオペレーター
歌手　俳優など

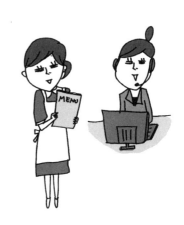

☑ 立っている仕事

立っているだけで内臓を正常に留めておくために気を消耗します。またショップの店員さんなど立ってる時間が長いうえに人と話す仕事は、ダブルで気を消耗します。

教師　幼稚園の先生　薬剤師
客室乗務員　カウンター業務
美容師　百貨店やショップの店員
体力に合わない長時間通勤など

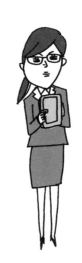

☑ 気遣いの仕事

秘書、看護師など緻密で頭も使いながら動き回ったり、心配りが必要な仕事。夜勤があって忙しい職場であれば、さらに気と精を消耗します。

秘書　看護師　介護師　教師など

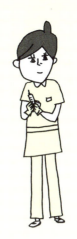

☑ 頭脳をフルで使う仕事

頭を使う仕事は精を消耗します。細かい仕事、緻密な仕事も精を消耗します。

体力を求められる仕事も精を消耗します。ストレスが多くても精神安定に精を消耗します。

システムエンジニア
プログラマー　デザイナー
企画プランナー　編集者
管理職など

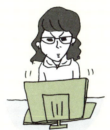
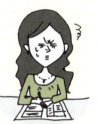

☑ 夜更かし睡眠不足の仕事

夜遅くまで起きていると陰を消耗します。陰の不足は精の不足につながります。

マスコミ関係　医師　看護師
印刷所　警備など夜勤のある業務や
夜更かしの仕事

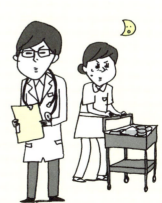
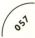

☑「気」と「精」両方を消耗する仕事

精神的に弱いのにストレスが多くて我慢して仕事をしていれば両方消耗します。

保育士、幼稚園の先生は体力も使いますし小さな子を預かるので気を張って休まらないため、気が失われ、結果精力もなくなります。

教師も生徒としっかり向き合う先生は両方消耗します。

理学療法師　保育士　幼稚園の先生　教師　塾講師など

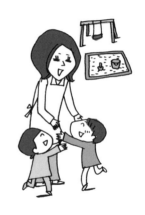

☑ 目を使う仕事

目を酷使する細かい仕事は気や精を消耗します。

ネイル、マツエク施術者
歯科医、顕微鏡を頻繁に使う仕事など

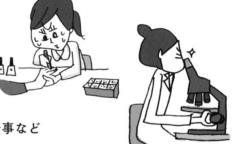

　仕事をしながら家事もする毎日という皆さん。

　疲れさせないというのは、「毎日倒れるように寝てしまう」「帰宅したら口もきけないくらい疲労している」「食事はお惣菜を並べて済ませてしまい料理する体力はない」「家事がこなせず掃除が行き届かない」「今日すぐに友達が呼べるような片づけはできていない」などということがない、ということです。

　こんな余力のない状態では妊娠出産までたどり着きません。日々の生活を送ってもなお余力が残っており、その貯金が五臓六腑にいきわたりしっかりと機能することができれば、今までが体外受精撃沈であっても自然妊娠することもあるのです。右ページの図をご覧ください。

● 加齢に伴う卵胞数の変化

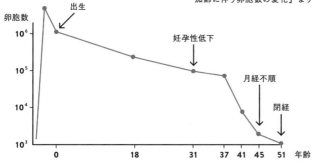

● 自然妊娠の累積率

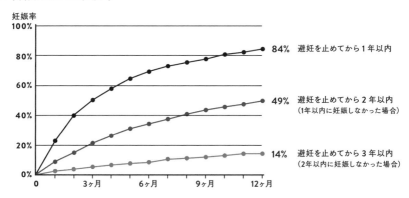

　上のグラフは年齢と妊孕性を表しています。妊孕性とは妊娠しやすさのことです。37歳を境に急降下していることがわかります。

　さらにその下のグラフをご覧ください。

　あなたの妊活歴は現在何年目に突入していますか？　1年以上だという方どれくらいいらっしゃるでしょうか。その方たちは子どもを真剣に産み育てたいのかどうかを本当によく考えて夫婦で話し合ってほしいと思います。

1年で自然妊娠できる確率は80％以上です。大多数といってもいいその80％に自分は入らなかった、という事実を深く受け止めてほしいと思います。

　このまま年を重ねて老化すれば、妊娠できる力の平均値も下がっていきます。そんな中で妊娠できない体を妊娠できる体へと、精力を蓄えていかねばなりません。精力の貯金できますか？　仕事を持っていながら。

　仕事をし、家のこともこなしながら、さらに通院です。余裕をもって日々の生活を送ることができていますか？　今まで妊活して1年経過するのに妊娠出産できないという現状を考えて、これからの毎日は日々の生活で精力すべてを使い尽くさないようにしてください。余力を残し、さらに使わないで貯金に回すくらい、疲れさせないように気を付けた生活を送っていく必要があります。

　加齢にともない、卵胞数は減少し、妊孕性も37歳を境に崖を転がり落ちるように低下していきます。仕事をしながら疲労は回復せず、それでも何も手放さないで妊活に取り組むなら、それ相応の覚悟を持ってほしいと思います。後悔してほしくないからです。年齢は後戻りできません。

　どうでしょう。このままの延長線上に精力満タンになったあなたの姿はイメージできますか？　仕事のこと、ぜひゆっくり考えてみてください。私は仕事を辞めてゆっくり過ごすことをおすすめしています。

　心も体も疲れているのであれば、生活の中で何が負担になっているのかを心静かに振り返り、手放すものは手放す必要があると考えます。

「疲れている人」に激しい運動は逆効果

運動は体に良い、体を動かして歩いて、血流を改善し、筋肉を刺激し、ミトコンドリアを増加させる。これは妊娠にも有効だと私も思います。

しかし、もともと疲れやすく、「気」「精」の持ち分が大幅に不足して、日々の生活でいっぱいいっぱい。疲れ果てて会社に行くのもようやっと。胃腸の働きが止まってしまい、食欲も落ちてごはんも食べられない。そんな人はもはや病人に近いわけで、積極的に体を動かしましょうなんて言えませんよね。

平たく言えば、風邪をひいて寝ている人に「寝ている場合じゃない！ 筋肉が落ちるぞ！ もっと動かんかい！」と言っているのに等しいと私は考えています。

気血水、五臓のバランスがとれてチェックシートの不定愁訴がほとんどなくなって、「気」「精」が十分で元気いっぱいだと実感できて、そこで初めて「適度に体を動かしましょう」と言えると思うのです。

自分のもともと持っている体力を別人のように変えることはなかなか難しいと思います。あるマラソン選手が妊娠中でもマラソントレーニングをしているのをテレビで放送していて、びっくりしたことがあったのですが、同じ女性だから同じことができるとは思いませんよね。

あるお客様の話ですが、急に基礎体温の形が悪くなったので何があったのかうかがったら、「ハーフマラソンの大会に出た

いのでトレーニングを始めました」とおっしゃるのです。この
まま続けたら基礎体温はもっと乱れますよと伝えてやめていた
だきました。

　自分の体の器と適正運動のバランスをとって体を動かしてい
きましょう。

　私自身は喘息だったこともあり、あまり丈夫ではありません
でした。少しくらい体を動かさなければとスポーツジムに通い
始めたのですが、ジムに行くたびに風邪をひいてしまうのです。
ジムは向いていないのかなと退会しました。

　第一子妊娠出産後、私の体はもともとなかった体幹がさらに
なくなってしまい、体の芯がグニャグニャしている感じがあり
ました。そこで、プライベートでインナーマッスルを鍛えてく
れるパーソナルトレーニングジムへ通い「なんだか私、出産後
タコみたいになってしまったの」と伝えトレーニングを少しず
つ始めたのです。

　しばらくすると心配だった私の体幹は少ししっかりしてきま
したが仕事と子育てが忙しいこともあって続けられず、退会す
ることにしました。

　その後、第二子にトライしようとする前に、少し運動をしよ
うと社交ダンス教室へ通い始めました。マンツーマンレッスン
で背筋をピンと伸ばして踊ることがミトコンドリア活性に良い
のだと後から知りました。そうはいっても社交ダンス、体力の
ない私は最初の頃は息があがって何度も何度も休憩を取ってい
ました。通ううちに、ほんの少しずつではありますが体力がつ
いてきて、1回くらいの休憩時間でワンレッスン終わらせるこ
とができる持続力が出てきました。

体力がない人は家の中で簡単な筋トレから

● パーソナルトレーニングで
　やんわりと体幹マンツーマンレッスン

● 社交ダンス

● マッサージで自ら動かずして筋肉を刺激する

　この３つが私の妊活時期に行っていたゆるい感じの運動です。
現在は１週間に１度マッサージだけ通っています。

　仕事や子育てで疲れているときはお休みして、今日は少し力
がありそうだ、駅まで歩けるかなと思ったときは15分ほど歩い
ています。少しずつ体力がついているように思います。

　人によって適度な運動量は異なります。体力もエネルギー産
生も疲労物質分解能力も何ひとつとして同じものはありません。

　もし、五臓六腑の体調チェックシートにたくさんチェックが
つく病人状態で不定愁訴だらけなら、まずはその病人状態を改
善し、体に力がみなぎるくらい元気になってから、体を適度に
動かして筋肉を刺激してみてください。体力がなくても家の中
でできる簡単な筋トレを少し紹介します。

呼吸を意識する

● 横になったまま、あばら骨（胸郭）を横に広げるように鼻から
　息を吸う。おなかの中まで息を入れるように、でもおなかは
　ふくらませないで。

- ハッハッハと腹筋を揺らすかんじで口から息を吐く。

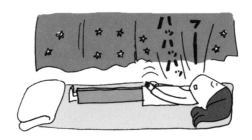

背筋を正して保つ

- テレビを見ているとき、座って本を読んでいるときなど、なんでもないときに肩甲骨を引き寄せ背筋をまっすぐにして姿勢を保ちましょう。

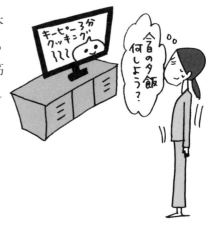

片足立ち

- 片足で立ってバランスをとるだけで、体幹から下半身にかけての筋肉を鍛えることができます。

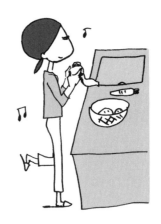

シーちゃんメソッドを取り入れた
ブロガーさんたちから嬉しい報告続々

　シーちゃんメソッドの3箇条「タンパク質多め」「早く寝る」「疲れさせない」についてご理解いただけましたか？
「はじめに」にも書きましたが、私は自分のブログ「タダ妊活から始めよう！　シーちゃんメソッド妊娠一直線！」でもこうした情報を発信してきました。

　シーちゃんメソッドは難しい理屈はありませんし、病院へ通ったり、服薬などが必要ない、タダで始められる妊活です。

　2017年10月アメブロトピックスに掲載されて1か月ほど経過すると、私のブログ記事を引用（リブログ）してくださる方が出てきました。ご自身の妊活記事に「シーちゃん先生の記事が勉強になります」とリブログしてくださる方が徐々に増えていったのです。

　養生実践者の増加を肌で感じた私はイベントを考えました。私の記事に皆さんの妊活記事をリブログしていただき、順番に基礎体温や食生活をチェックし、必要ならコメントをするイベント、題して「シーちゃんメソッド　基礎体温＆お食事チェック　リブログ祭り」。

　多くの方が参加してくださいました。不妊で悩んでいるブロガーさん同士が「シーちゃんメソッドでタダ症例目指して養生中です」と、お互いを励ましあうコミュニティーができあがりました。「養生しただけで妊娠しました！」など嬉しい報告をたくさんいただいています。もちろん、リブログ祭りの参加者からも続々と妊娠する卒業生が出てきました。最近では無事出産の報告もいただいています。本書では、こうした「タダ乗りブロガーさん」たちの体験談もご紹介していきます。

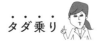

タダ乗り ブロガー体験談　1

シーちゃんメソッドを取り入れた養生生活で第二子妊娠。葬式流産も防いでもらった、タダ乗りブロガー第1号！

ちびままさん（30歳）

養生生活を取り入れ、基礎体温が徐々に安定。ブログにアップした基礎体温表を見たシーちゃん先生の指摘で妊娠検査をしてみると陽性反応。
予定されていた親族の葬儀を欠席することに。
2018年7月に第二子となる長女を出産。「ブロガータダ症例」の第1号。

結婚後、すぐに長男を妊娠し出産。そろそろ二人目をということで妊活を始めたのが2016年秋頃です。2か月後に妊娠したのですが流産をしてしまい、そこからなかなかできなくて。

シーちゃん先生のブログを見たのは、2017年10月末だったと思います。薬に頼らなくていいし、食事と早寝なら生活に取り入れられるかなと思い、ブログを見た2日後には養生生活に入りました。

それまでも、栄養についてはそれなりに意識していました。息子と一緒に青汁を飲んでいましたし、夫はプロテインを愛用する筋トレ好きですので、タンパク質の大切さもわかっていました。でも実際のところ、全然、足りてなかったんですね。シーちゃん先生のブログにはとても細かく書かれていたので、それを参考に「1日にこれだけは食べるようにしよう」と食事を変えていきました。

早寝についても、それまでは23時24時就寝が当たり前だったのですが、息子を寝かしつけながら、22時に寝るよう心がけて。

妊活中って毎月毎月、生理が来るたびに気持ちがマイナスになります。でも、養生生活を始めて、焦る気持ちが薄らいでいたように思います。「まだ、体ができてないんだな」と、憂鬱だったリセットも前向きに受け止められるようになりつつあっ

た。そんな気持ちがあって、生理予定日を前にした11月15日、たまたま、これまでの基礎体温のグラフを自分のブログにアップしたんです。

　すると翌朝。ブログをチェックすると、シーちゃん先生からコメントが来ていました。

「明日生理来なければチェッカーやってもらえる？　雰囲気が違うから」

　このときは本当に焦りました。寝起きで計った体温は36.79度と低く、「リセット、決定だ〜」と思ってトイレにも行っていましたし。「まさかね」と思いながら、検査してみると陽性反応！　うそぉ〜！　シーちゃん先生って予言者かも⁉と驚き、寝ていた夫を起こして報告したんです。

　このときのシーちゃん先生からのコメントには続きがありました。

「私のお客様で葬式流産をされた方がいたの。冷えるところでずっと立ってるから。あとはお任せしますけれど」

　ブログに基礎体温をアップしたとき、夫の祖母が亡くなったこと、近々お葬儀があることも書いていて、先生はそれを心配してくださったんです。実は私自身、前回の流産というのが祖母のお葬式に出たあと。そ

のときのトラウマもあります。夫と母とも相談して、葬儀への参列をやめることにしました。

　その後も妊娠期間中、血栓予防や逆子のこと、栄養についてなど、先生からはコメントを通じてさまざまなアドバイスをいただきました。どれも的確なアドバイスで、ありがたく受け止め、生活に取り入れていきました。

　2018年7月に長女を出産したのですが、養生生活をしていると産後も違うんです。長男のときは、とにかく疲れていて、食事のことを考える余裕もありませんでした。でも、娘のときは夜泣きであまり眠れない時期も元気でしたし、栄養のことも頭に入っているので食事のことも考えられる。

　シーちゃんメソッドって、妊活はもちろんですけど、そもそも自分のためにとてもいいものなんですよね。

　あの頃のブログを見返すと、すべてのタイミングがよかった。先生もまだそんなに多くの方にコメントをされていない時期で、私のブログにも目を留めてくださった。「ブロガータダ症例第1号」とも言っていただき、とても光栄に思っています。

Chapter 2　　　　　　　　　　　　Shiechan's method

第 2 章
——
妊活養生
——
「シーちゃんメソッド」で
——
妊娠一直線！

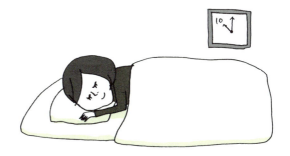

基礎体温をつけてみましょう

基礎体温からわかること

　現在の不妊クリニックでは基礎体温をほとんど見ないようです。まれに基礎体温を見ることはあっても、二層に分かれているか、排卵しているかどうかを把握する程度です。

　「ストレスになるから計測しなくてもいい」と伝えているところもありますよね。

　私は冒頭で「西洋医学的妊活」「中医学的妊活」二つの視点が必要だという話をしました。西洋医学的には基礎体温を重要視しなくても、中医学的には重要視するのです。

　ぜひ、計測してみてほしいと思います。

　中医学的視点から見る基礎体温では何を把握することができるのでしょうか。

❶ **気血水**（きけつすい）

❷ **陰陽**（うるおい不足、機能不足、冷え、火照り）

❸ **虚実**（体にエネルギーが不足している、余計なものが溜まっている）

❹ **寒熱**（冷えているのか、熱が溜まっているのか）

　などです。

　基礎体温を計測することで、現在のコンディションがわかります。

　シーちゃんメソッドを実践していきながら養生生活を送っていくと、少しずつ基礎体温が理想の形に変化していきます。

理想の形に近づいている、体の調子も良い。

となれば西洋医学の検査では計測することができない「気」「精」が充実して、エネルギー貯金ができてきたと推測することができます。基礎体温が理想的になってくれば妊娠する女性も多いことから、誰にでもできる基礎体温のお手入れが多くの女性に広まればいいなと思います。

目が覚めたらすぐ基礎体温を測ります

基礎体温は英語で「bbt」といいます。〝basal body temperature〟のことで、朝起きて活動する前の空腹時、寝たままの状態で計測した体温を指します。

寝たまま計測するのが基本なので枕元に基礎体温計を置いて準備をします。

目が覚めたら横になったまま計測します。
測定する場所は舌の下。

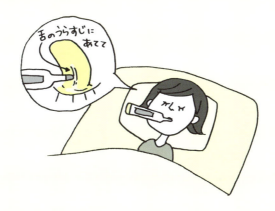

体温計は実測式（計測時間がかかるがガタガタ幅が少なく出る）と推測式（計測時間が短いがガタガタ幅が大きい）があります。朝、余裕があ

る人は実測式で計測することをおすすめします。

　計測後、グラフに体温を入力（記入）し、そのほか体の状態や治療内容などを書き入れます。おりものが出始めた、痛みがあった、不正出血があった、月経開始、治療経過、人工授精実施や、ホルモン注射、採卵、タイミングを取ったら○印など気付いたことなども記入します。基礎体温を記録する妊活女性向けサイトやアプリもありますので、活用してもいいと思います。

理想的な形とは以下のような形です。

● **理想的な基礎体温**

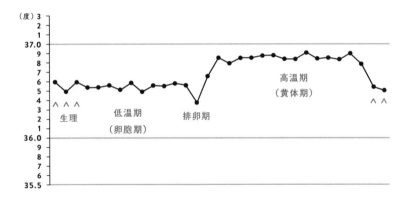

理想的な形は

❶ 低温期と高温期の差は0.3度以上
❷ 低温期から高温期への排卵期の移行がスムーズで勢いがある
❸ 高温期は12日～14日

基礎体温が理想的でない場合、考えられるトラブル

（あくまで目安や参考にするもので、実際に婦人科へ行っての検査や診察は必要です）

- 高温期がない……無排卵の可能性があります
- 高温期が不安定で短い……黄体機能低下
- 低温期から排卵期の上がり方がはっきりしない……排卵障害
- 高温期が15日以上続き生理が来る
  ……化学流産　多嚢胞性卵巣症候群　黄体退縮不全
- 低温期が長い……卵胞発育不全
- 上下の幅が大きい
  ……高プロラクチン血症や甲状腺などの内分泌ホルモン異常

　基礎体温は体のおおよそを把握するものです。基礎体温がキレイであっても妊娠しなければ、しかるべき対応をする必要があります。

　理想の基礎体温を掲載しましたが、体調が整ってくると多くの女性は理想の形に近くなります。逆にあちらこちら不調を抱えていると、理想とは程遠い形になります。精力と陰と陽が充実しているかどうかを把握する道標、それが基礎体温なのです。

　低温期は陰（潤い、冷却水）に属し、排卵は気や血流の勢いを現し、高温期は陽（温める力）に属し、波形の振れ幅は気の流れなどを現しています。

　低温期が長く高温期が短いから陽が不足だろう、では温めればいい……というわけではありません。低温期が高温期を作ると言われていて、高温期が短い場合は、陰も陽も両方補わなければなりません。排卵期がダラダラと上がっている場合は血流改善やエネルギーを補う食材を取り入れましょう。上下幅が激しければ、ホルモン分泌が乱れている可能性があります。

● 疲れて気が不足している人に多い基礎体温

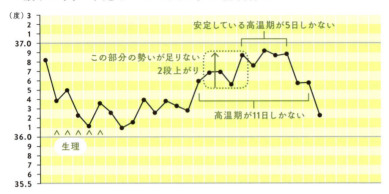

こぢんまりとして弱々しい形です。高温期が11日しかなく、高温期が安定しているのが5日だけ。疲れていてエネルギーが足りない人は、高温期が維持できず、ダレたりへこんだりします。

● 気の滞りがあり、ストレスや憂鬱な気持ちを抱えた人に多い基礎体温

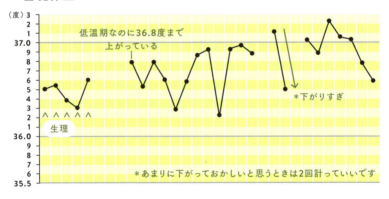

陰が不足して陰陽のバランスが崩れた、ガタガタした形です。どちらかというとエネルギーはあります。低温期に5分も上がっているし、高温期に7分も上下しています。よく1分2分で「ガタガタしている」と言う方がいますが、養生をやる人は3分くらいは気にしなくていいです。

● 陽が不足して冷えている人に多い基礎体温

❶ 高温期と低温期の差が小さく、高温期でも高くならない

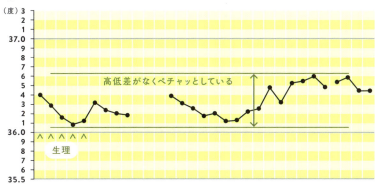

低温期と高温期の差がなくペチャッとしています。高温期は36.8度くらいが理想ですが、少し低めですね。体温が上下に揺れるほうがエネルギーがあるのです。上下の幅がないのは、疲れ、陽の不足です。

❷ 勢いがなくダラダラと上がり、高温期途中から下がってきてきちんと保てない

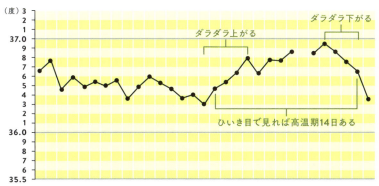

ダラダラ上がり、ダラダラ下がる。左上の「こぢんまり」と似ていますが、高温期は14日あります。高温期の始まりがポンと勢いよく上がれば理想型です。疲れがとれればいけそうです。

● **陰が不足して火照っている人に多い基礎体温**

低温期も全体的に高く、低温期に突然、高温期の基礎体温にまで体温が上昇することがある

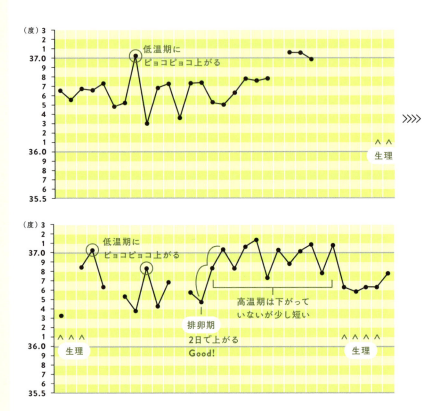

高温期はそこそこ安定していて、後半もしっかり保てています。高温期は12日なので14日よりは少し短いですが、形はとても良いです。しかし低温期だけがピョコピョコ上がってしまう。陰が不足し、火照るタイプの人に多い形です。一方、74ページ下の「ガタガタ」は陰陽のバランスが悪いので、高温期も低温期の領域まで下がってしまいます。

● 排卵に勢いがない人に多い基礎体温

❶ ダラダラ上がり。高温期に入り、いったん上がっても、ガクッと下がってしまい安定しない

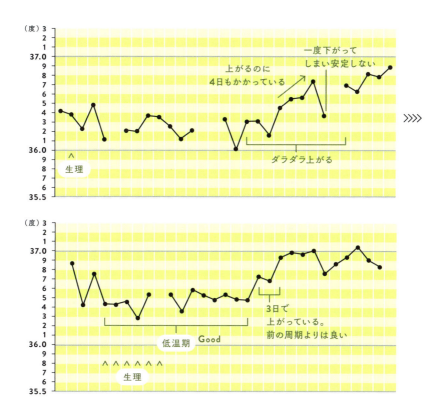

ガタガタしてはいますが、高温期のおしりが保てていて、高温期が12日。おしりがダラダラ下がるよりも、おしりが保てているほうが妊娠しやすいのです。低温期が安定すると、高温期も安定してきます。低温期から高温期へ3日で上がっているのも前の周期より改善してきていて良いですね。8割くらい仕上がっている形です。

❷ ずっと高いまま低温期がわからない。生理が来ても下がらない

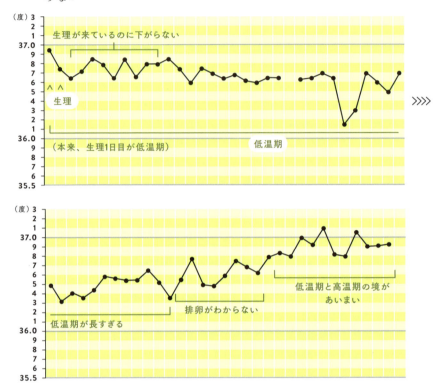

　上段の基礎体温は、高温期と低温期の差がありません。ホルモン補充を長くやっている、体が火照っている人に多い形です。「陰」は体をつくる体液や血液、ホルモンなどの材料になります。冷却水不足だと体温が高くなりますし、材料が足りないとやはり卵もうまく発育成長できず、排卵まで時間がかかるため、低温期が続いてしまうのです。陰陽気血精などトータルなエネルギーが不足しています。あわせて低AMHタイプ（0.04以下など）なら、残念ですが妊娠出産がかなり難しいタイプです。

❸ 2段上り

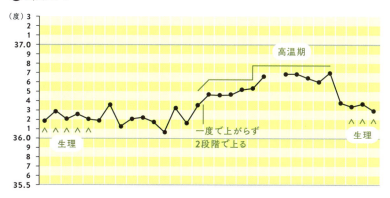

ポーンと上がらず、2段階上がりです。排卵に勢いがありません。高温領域の幅もちょっと狭いですね。また、70ページ上段の方も2段上がりです。

基礎体温は基礎代謝を表す

　基礎体温は目安ですから、1分2分にこだわるよりも全体の形や雰囲気を見ます。基礎体温は代謝を表していますから、揺れている、変動してきたなど、体全体のコンディションを把握するのです。大らかさ、ダイナミックさが出てくると仕上がってきます。

　また、基礎体温が良くならなくても、自分で「元気がある」という体感も大事です。頑張って養生して元気が出てきました、でもまだ基礎体温は整っていません、というときこそ治療に行きましょう。自力ではダメかもしれないけれど、元気だという意識があれば、ホルモンの力を借りてうまくいくこともあります。私は体外受精をすすめることが多いです。

case 1
立ち仕事を辞めると決意したら
すぐに妊娠！

Sさん（34歳）

　胃腸が弱いのに立ち仕事をしていると、気の消耗が激しくて不妊になりやすい。

　これは、漢方業界で妊娠対策に携わる者なら誰でも知っていることなのですが、まだまだ一般の方には知られてないことなのですね。そのあたりのお話をさせていただきます。

　胃腸というのは、内臓を持ち上げる気をつかさどっています。「昇清」といいます。

　この働きは食べた物を消化吸収し、良いものを体の上部へ持ち上げる力を指します。

　胃腸が弱くなんだか胃が重い、内臓下垂気味で疲れやすいという気の不足があると、昇清はうまく働かなくなります。

　この「持ち上げる気」というのが妊娠、そして妊娠継続にとても必要なエネルギーなのです。

　ところが、立ち仕事を継続的に長期間行うと、内臓をそのままの位置に留めておくだけで気が消耗されます。胃腸虚弱の体質があると、もともと持って生まれた気が不足しており昇清も同様に不足しています。さらに立ち仕事で少ない気を消耗する。悪循環で結果は出ません。

　1章でも申し上げましたが、生まれ持った「気」と「精」の量は個人差があります。妊娠力のある人は、仕事をしていても、夜更かしをしても、食事に気を遣わなくても妊娠するのです。

　一方で、不妊治療を続けても妊娠しない女性もいます。私は

その原因は「疲れ」、心と体の疲れにあると思っています。疲れの原因の最たるものは「仕事」です。

　私の漢方サロンへ相談にいらしたSさんは、なかなか仕事を辞める決断ができませんでした。立ち仕事の薬剤師でしたが、「もうちょっと仕事をしたまま頑張ってみたい」と言い続けました。ようやく期限を切って、そのときまでに妊娠しなければ仕事を辞めると決断しました。

　退職すると決めて1か月目に妊娠しました。

　彼女のお姉さんも薬剤師で、同様に立ち仕事をしていましたが、お姉さんも立ち仕事を辞めてすぐに妊娠しました。胃腸が弱い体質の方は、立ち仕事に向いていません。妊娠出産を考えたうえで、お仕事を選ぶときにも、自分の体の傾向を考える必要があるかもしれませんね。

今までの経緯　治療歴

32歳 ………… 結婚。

33歳 ………… 10月より子作り開始。

33歳 ………… 年明けて3月より産婦人科受診、タイミング療法、
　　　　　　　　クロミッド（排卵誘発剤）、ホルモン注射でも結果出ず。
　　　　　　　　11月に人工授精を行うが陰性。

　巷で良いといわれることは何でも試す。レンジでチンできる湯たんぽを使用し、足やおなかなどを温める。食べ物では、ザクロ酢、アーモンドを食べる。周囲からは、疲れてボーッとしているように見られていたが、本人は「これが普通と思っていた。元気いっぱいではないけれど自分がまさか病人だとは、体質チェックシートの該当項目の多さを目の当たりにして初めて自覚した」と話していた。

check sheet

体調チェックシート
該当項目

寒熱陰陽	・冷えを感じやすい。足先やかかとが冷える。 ・火照りやすい顔が火照る。 ・口やのどが渇く。
二便	・夜中トイレで目が覚める。
汗	・人より汗をかきやすい。
睡眠	・寝付きが悪い。 ・眠りが浅い。 ・睡眠中に目が覚める。
気虚	・疲れやすく気力がない。 ・やる気が起きなくなる。
血虚	・貧血検査でひっかかったことがある。
水滞	・痰が絡みやすい。
心	・動悸がする。（考え事をするとき） ・あまり外に出たくない。 ・いつも眠い。 ・胸痛や胸苦しさがある。（年に1〜2回） ・読書や仕事中などに集中できない。

心	・人名や地名などが突然出てこなくなることがある。 ・漠然とした不安感がある。 ・そわそわして落ち着かないことがある。
肺	・ちょっと動いただけで息切れをする。 ・声が小さいとかか細いと言われる。 ・咳が出やすかったり喘息がある。 ・花粉症などのアレルギーがある。 ・鼻炎がある。 ・皮膚は弱いほう。 ・唇が乾きやすく肌が乾燥しやすい。 ・鼻が詰まりやすい。
腎	・腰痛がある。 ・足がだるくなる。 ・むくみやすい。 ・髪が抜けやすく、パサパサする。
脾	・油ものを食べるともたれる。 ・胃痛がある。 ・食後、眠くなる。 ・ゲップがよく出る。 ・のどや口が渇きやすい。

脾	・くよくよしやすい。
胆	・初めての環境に慣れるまで時間がかかる。 ・心配性。
肝	・目がかすむ。 ・目がショボショボしたりドライアイがある。 ・目の周りの筋肉がピクピクする。 ・飛蚊症がある。 ・緊張しやすい。 ・気分にムラができやすい。 ・イライラしやすい。 ・怒りっぽく怒りが爆発する。 ・立ちくらみがある。
月経	・生理前はイライラする。 ・生理前は食欲がアップし、肌荒れしやすくなる。 ・めまいがする。 ・生理時、出血に塊がある。 ・ギューとした痛みがある。おなかと胃がおかしくなる。 ・生理中に軟便になる。

飲食内容

朝	ごはん／納豆
昼	お弁当／お魚／お野菜／たまご
夜	栄養剤／少量のおかずをつまむ程度
間食	お菓子を1週間に5回／ポテトチップスやおせんべい
飲み物	お茶が好き／週末に350ミリリットルのビール1本

Shiechan's Advice

胃腸が弱いのにビールはよろしくないのでやめていただく。疲れていて胃腸が弱いので、甘いものを食べたくなるのだと思いますが、こちらもNG。

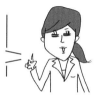

養生開始

2015年11月	漢方服用開始（34歳）。 胃腸が弱く胃のケアだけに終始し、生理痛などの冷え対策なども行うとそれでいっぱいになる。 立ち仕事のためいつもだるい、疲労感が抜けない。
2016年11月	1年経過。その間に仕事を辞めるよう何度も話をする。
2017年1月	年末年始は仕事に行かずゆっくり過ごせたからか調子が良いとのこと。

2017年2月 ……………… 4月になったら仕事を辞めることを決める。

2017年3月25日 ……… 陽性反応、心拍確認。

2017年11月 ……………… 出産。

● Sさん　妊娠前の基礎体温

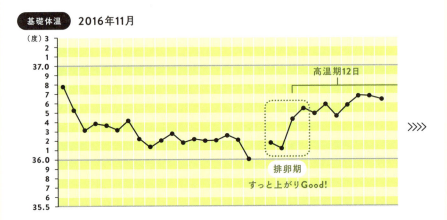

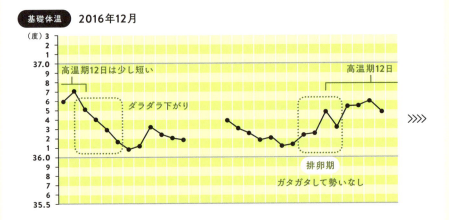

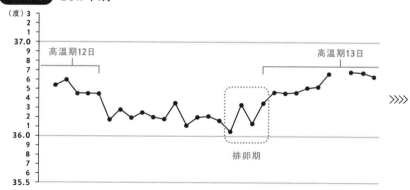
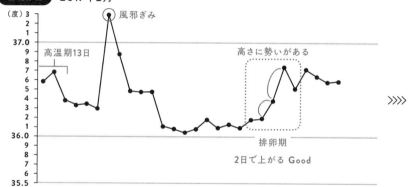
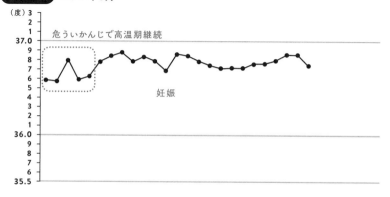

振り返って

　Sさんは全体的にエネルギーが不足して、体調チェックシートでかなり多くの項目が該当していました。病人状態であるのに仕事を辞めようとしませんでした。

　「みんなが仕事をしながら出産しているのになぜ私にはできないの？」。自分がだめな人間のような気がしてならない、ということでした。

　全体に満遍なくチェックがつく人は、自宅でゆっくりと骨休めをしてほしいのです。

　さらに彼女は胃腸が弱いのに立ち仕事。漢方を出しても一進一退で、ちょっと元気になったと思ったら、仕事が忙しくなるとまた気が不足。五臓の働き全体が低下して体調不良に陥るという悪循環で、前進している雰囲気がまったくありませんでした。

　漢方で昇清をアップする、気や精を補うものを飲んでいただきましたが、服用したものを日々の生活で使い切ってしまうという状況でした。「気」「精」に余力を残し貯金に回す、などということは到底できそうにありませんでした。

　仕事を辞めると決めたらすぐに妊娠したSさん。退職まで1週間ほどあったので妊娠しながら通勤していました。通勤時間は往復80分ほど。気が不足する人は流産しやすいとお伝えしたことがありますが、彼女はすぐに出血が始まってしまいました。

　私は、胃腸が弱くて全体的にチェックがつき、まだ元気いっぱいになったと言えない状態で妊娠したのですから、ギリギリ妊娠ですよとお伝えしました。妊娠継続力がギリギリの状態だからこそ出血しているのです。

流産したくなかったら、会社に「退職日は先だけれど、欠勤でいいので申し訳ないけれどもう会社へ行けない、と伝えなさい」と話をしました。彼女はすぐに会社へ連絡を入れて会社を休み、そのまま退社しました。通勤しなくなったら彼女の出血はほどなくして止まりました。

　当時を振り返って彼女は言います。

「妊娠して初めて、つわりがこれほどつらいものなのだとわかりました。想像していたつわりとはまったく違いました。吐き気がひどくて動けず、何もする気になれません。さらに私の場合つわりの期間も長引き、安定期に入っても吐き気とだるさがあり、家事どころではありませんでした。

　妊娠するまでは皆と同じように働き、出産したら産休、育休をとってずっと働き続けるものと信じていましたが、実際に妊娠してみるとそれは無理だったと痛感しました。

　妊娠初期から実家に入り浸り、母の用意してくれたごはんを食べてただひたすら寝て過ごす日々を送りました。妊娠後期に赤ちゃんを包む膜に炎症が起こって通院したこともあり、心配な時期も過ごしました。あの状態で通勤していたら絶対に産めていなかったでしょう。あのときに会社を辞めて良かったのだと、こうして無事に産まれてきてくれた我が子を抱きながら痛感しています」

　彼女は妊娠直後に出血しています。気の不足気味な女性が妊娠するとその多くが出血します。

　気の不足があるかどうかを、西洋医学では考え判断することができません。気が不足している人は、妊娠継続力も不足気味だという認識で妊娠生活を送ってほしいのです。

　無事出産されてほっとしています。

　Sさん、おめでとうござました！

/ case 2 /

二人目不妊も養生で。
人工授精5回撃沈後の自然妊娠

Cさん（39歳）

第一子妊娠中から第二子妊活が始まっている！

これは私が常々お伝えしていることです。

第一子を妊娠中に胎児の成長のためお母さんは栄養をとられ、出産後は育児が始まり、忙しくてごはんが適当になりがちです。「第一子の妊娠・出産・授乳によって、お母さんが空っぽの栄養失調状態になってはいけないよ、次の妊娠が遠くなるから」とお話ししています。

ご紹介するCさんは、10年勤めた会社を辞めた2か月後に妊娠。第一子出産後に週2〜3回のレッスンでバレエを教える仕事を始めました。そして第一子出産の2年後から不妊治療を始めます。

当初は、近所の産婦人科でタイミング指導を受け、HCGを3回打ちますが、生理が27日周期から23〜24日周期に乱れてしまったそうです（HCGとは、絨毛性腺刺激ホルモン注射のことで、排卵を促し黄体ホルモンを補充します。排卵を促すことで、タイミングがとりやすくなりますが、副作用もあります）。

その後、不妊治療病院でひと通り検査を受けますが、夫婦ともに異常なし。一人目は自然妊娠しているので、薬なしのタイミングを半年トライ、その後、人工授精（AIH・夫の精子を採取して妻の子宮内に注入する）を都合5回受けますが、すべて陰性という結果になっていました。

今までの経緯　治療歴

2013年6月 ……………… 第一子妊娠。

2013年3月 ……………… 出産（逆子帝王切開）。

　　　　　　　　　　　週2〜3回、2時間だけの
　　　　　　　　　　　パート勤務開始。

2015年3月 ……………… 第二子妊活開始。

2015年6月 ……………… 近所の産婦人科でタイミング指導開
　　　　　　　　　　　始、HCG（排卵誘発の注射）3回。

2015年9月〜
2016年9月 ……………… 不妊治療病院へ。
　　　　　　　　　　　薬なしのタイミング半年、その後
　　　　　　　　　　　薬なしでの人工授精3回は陰性。

2017年3月 ……………… 引っ越しのため転院。
　　　　　　　　　　　ホルモン補充をして、
　　　　　　　　　　　何度かタイミングと人工授精
　　　　　　　　　　　（1回）をするが結果出ず。

2017年7月 ……………… 人工授精実施、陰性。

2017年9月 ……………… シーちゃん先生メソッドの
　　　　　　　　　　　養生生活を開始。

飲食内容

朝	コーヒー／トースト
昼	食べない（レッスンの日）／ 外食（パスタランチが多い）
夜	昼に食べないときは食べる／昼に外食のときは夜食べない 豚汁／魚／ごはん
間食	クッキー又はチョコレートを毎日 ときどきシュークリームやケーキをプラス

Memo

バレエレッスンのある日はほぼ一日1食。
ブログを見て養生生活を知ったとき、自分の食事は栄養失調なのだと知った。元気で動けていたからまさか自分がと驚いた。

● 養生前の基礎体温

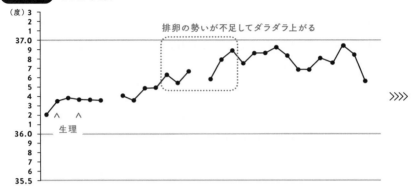

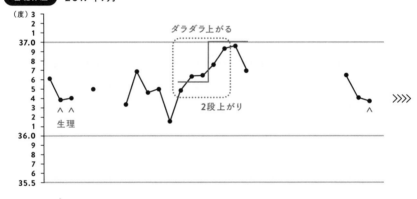

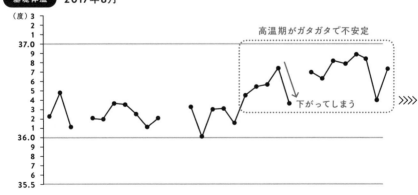

● 養生スタート後の基礎体温

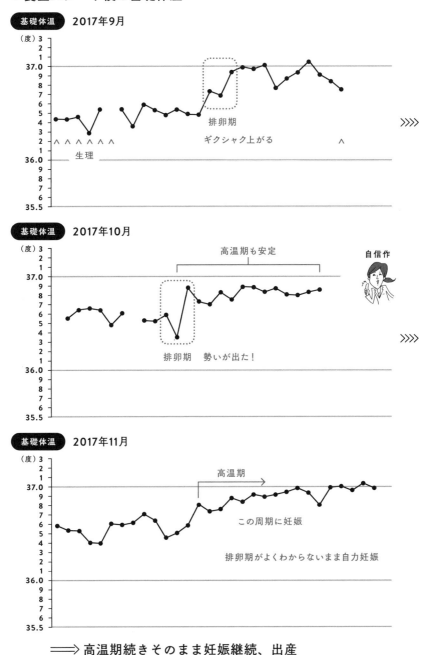

⇒ 高温期続きそのまま妊娠継続、出産

振り返って

　第一子はお仕事を辞めて2か月後に妊娠されています。お仕事を辞めたら妊娠したという場合、もともと仕事をしながら妊娠出産するための余力が備わっていないのです。

　第二子妊活も同様に、やはり子どもが欲しければちょっとした仕事もしないほうがいいというのが私の考えです。

　養生をする前のCさんは、口内炎がしょっちゅうできていたそうです。バレエの先生をしていたため体形を気にした食生活で、ほぼ一日1食生活だったのです。

　1週間に2〜3回あったレッスンを1回に減らして、妊活に専念したいと周囲にもお話ししました。レッスンを減らしたことで体形を気にすることもなくなり、なにより自分のタンパク質不足を痛感し、最後の砦だと思って始めた養生生活だったのです。

　もともと22時には寝ていたのですが21時に寝るようにし、タンパク質多めの食事、生理中にストレス発散のため飲んでいたお酒もやめる、甘いものを食べない、などを始めると、1か月で基礎体温に変化が出てきました。

　養生生活を始めて最初に感じたのが、口内炎ができなくなったことだそうです。

　栄養不足、特にタンパク質やビタミン、ミネラルが不足すると粘膜が弱くなります。また、甘いものが大好きでアレルギー性鼻炎が治らず、朝はいつも鼻が詰まっていたというCさんですが、それも改善しました。

　甘いお菓子のとりすぎは炎症体質になります。粘膜もおのずと炎症しやすくなり鼻炎につながります。

　9月から養生生活を始めて、11月に妊娠。養生ほどなくして妊娠に至り、無事出産されました。おめでとうございました！

case 3

早く寝始めたらすぐに基礎体温安定。
多嚢胞性卵巣症候群でも自然妊娠

Hさん（29歳）

　Hさんは25歳で結婚。社会人になってから生理が来ないことが多くなり、結婚後にすぐ通院。その後、流産を二度経験し、27歳で出産。出産後に生理が来なくなり、強制的に生理を起こす注射を何度か打ちますが、はかばかしくない経過でした。

> **今までの経緯　治療歴**

25歳 ……………… 結婚。

25歳5月 ………… クロミット療法で妊娠→流産。
　　　　　　　　　排卵誘発剤療法2回ほかタイミング。

26歳 ……………… 知り合いに漢方をすすめられ服用。

26歳6月 ………… 流産。

26歳10月 ……… 妊娠。

27歳7月 ………… 第一子出産。

28歳8月 ………… 5月に出産後初めての生理が来るも、
　　　　　　　　　その後3か月生理が来ておらず、
　　　　　　　　　病院で強制的に生理を起こす注射。

28歳10月 ……… 再び生理が来ない。
　　　　　　　　　HCG注射、クロミット療法開始。

28歳11月 ……… クロミット1回目、生理周期30日

28歳2月 ………… クロミット2回目、卵胞が育たないので注
　　　　　　　　　射、生理周期39日

29歳1月 ………… クロミット3回目、HCG注射1回
　　　　　　　　　18日経過するも排卵の兆しなし。

check sheet

体調チェックシート該当項目

陰陽・二便
- 冷えを感じやすい。
  ときどき足のつま先に感じる。

睡眠
- 睡眠中トイレに起きる。
- 就寝時間は22時。
- 寝付きが悪い。
- 眠りが浅い。
- 睡眠中トイレ以外で起きる。
  （子どもが小さいため仕方がない）
- 夢をよく見る。
  内容を覚えていることが多い。

気虚
- やる気が起きなくなることがある。

腎
- 腰痛がある。
- 関節痛がある。
- 足がだるくなることがある。
- 耳鳴りがする。

脾
- 胃痛がある。
- いつの間にかアザが
  できていることがある。
- ガスが溜まりやすい。

肝
- 肩こりがある。
- 目がショボショボしたり、
  ドライアイがある。
- 目の周りの筋肉が
  ピクピクすることがある。
- 爪が割れやすい。
- イライラしやすい。
- 怒りっぽく怒りが
  爆発することがある。
- せっかちである。
- 立ちくらみがある。

月経
- 生理時に頭痛がする。
- 生理後はやる気が起きない。

飲食内容

朝	目玉焼き／ベーコン／野菜スープ／白米
昼	納豆ごはん／サラダ／梅干し
夜	焼肉
間食	バナナ、チョコなどのお菓子を1週間に3回　甘いものが好き
飲み物	月に1～2回缶チューハイ1本

Shiechan's Advice

ドクターから多嚢胞性卵巣症候群と言われたとのことです。まず、できる養生を始め、甘いものをやめましょうと伝えました。

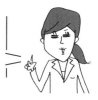

養生開始

- 2017年1月28日 ……… アドバイスのみ。
- 2017年2月11日 ……… イライラしやすいなど肝の経絡が流れていないようなので、血の巡りを改善する漢方と睡眠関係のものをお出しする。
- 2017年2月18日 ……… 陽性反応。
- 2017年8月26日 ……… 順調に育ち31週を迎える。
- 2017年10月31日 ……… 無事出産との報告をいただく。

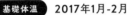

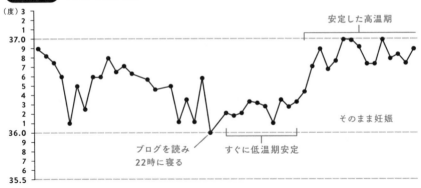

振り返って

多嚢胞性卵巣症候群の養生は、甘いもの、油ものを控えることです。

早く寝る。疲れさせない。栄養不足があればタンパク質をしっかりと、しかし油少なめで脂質を抑え、コレステロールが上がらないように工夫します。食生活の養生と、血の巡りを改善するなどで対応しました。

Hさんは相談される前に私のブログをしっかりと読み込み、養生がなぜ必要なのかを予習したことが功を奏し、若さも手伝って結果を早く出すことができました。

頑張って22時に寝る生活を始めたところ、すぐに基礎体温が安定しましたが、多嚢胞性卵巣症候群は排卵まで時間がかかる人もいます。何回か排卵誘発剤などのホルモン刺激を行っても結果が出ない場合、自力での排卵をのんびり待つのも一つの方法です。私のお客様では、排卵まで時間がかかっても問題なく出産まで至るケースがほとんどです。

Hさん、ご出産おめでとうございました！

case 4

基礎体温が整わない……
そんなときでもステップアップを！
ガタガタ基礎体温なのに
妊娠したランキング1位

Aさん（35歳）

まずは基礎体温を整えてからトライ。その基本方針は変わりません。しかし残念ながら養生を実践しても基礎体温がガタガタなまま変わらない人がいるのです。

脳が興奮状態、ストレス過多な環境、ホルモンをはじめとする内分泌の異常、AMH低下による卵胞刺激ホルモンの分泌過多など、閉経間近な人に多く見られる状態です。

養生を実践していくと体調が変わってきます。

元気になってきた、力がみなぎってきたなと思ったら、基礎体温がガタガタでもタイミングを取ってみましょう。数回トライしても妊娠しなければ、力がみなぎっているという体の声を信じて、体外受精へステップアップしてほしいと思います。

私の経験から正直にお話ししますと、基礎体温がガタガタしていると治療を行っても芳しくない結果が出て、茨の道を進むことが多いようです。それでも基礎体温がすべてではなく、それをも何とかしてくれるのが体外受精です。

ただその体外受精でも結果が出ない人が多いので、やはり体をつくり込むということがとても大事になってきます。その前提で治療に挑んでいただきたいと思います。

ご紹介するのは、基礎体温がガタガタだったのに妊娠したA

さんです。ラーメンですら胃もたれするというような体調でした。家庭環境にものすごくストレスを感じており、脳はいつも興奮気味のようで、眠れないことがありました。

今までの経緯　治療歴

- 20代 ── ストレスで生理周期が短く24日になる。
- 32歳 ── 結婚後すぐに子作りを始める。
- 33歳 ── 病院で40歳並みの卵巣だといわれる。
- 34歳 ── 人工授精を3回、すべて陰性。
- 35歳 ── 体外受精を行う。注射で体調きつく結果は陰性。
有名漢方のGにて漢方を服用するも
効果が現れない。
病院をかえ、排卵誘発剤で2つ採卵できる。
1つは7分割で移植、結果は陰性。1つは分割止まる。

飲食内容

朝	卵かけごはん
昼	お弁当（ごはん、肉野菜炒め、卵焼き）
夜	餃子／野菜スープ／ごはん
間食	甘いものが好き
飲み物	お酒は飲まない

Shiechan's Advice

23時に寝ていたのでもっと早く寝るようお話しする。
甘いものが大好きなので我慢するようにとも。

check sheet

体調チェックシート該当項目

寒熱・陰陽
- 冷えを感じやすい。
- 火照りやすい。
- 口が渇く。

二便
- 便秘をするとコロコロ便。
- 残尿感があり尿に勢いがない。

睡眠
- 寝付きが悪い。
- 眠りが浅い。
- 睡眠中に何度も目が覚める。

気虚
- 疲れやすく体力がない。
- やる気が起きなくなる。
- お悩みの症状は疲れると悪化する。
- あまり外に出たくない。

心
- 読書や仕事などに集中できない。
- 人名や地名など突然出てこなくなる。
- 漠然とした不安感がある。

肺
- 風邪をひきやすい。
- 声が小さいとか、か細いと言われる。
- 咳が出やすかったり喘息がある。
- 唇が乾きやすい、肌が乾燥しやすい。
- のどが腫れやすい。

腎
- 腰痛がある。
- 足がだるくなることがある。
- むくみやすい。
- 聞こえにくいことがある。
- 髪が抜けやすかったり、パサパサする。

脾
- 油ものを食べるともたれる。
- 胃痛・腹痛がある。
- 不正出血がある。
- 飲みすぎたり食べすぎたりする。
- のどや口が乾燥しやすい。
- 口臭を感じる。

脾
- ガスが溜まりやすい。
- ストレスで食欲が落ちたり、食欲が出すぎたりする。
- くよくよしやすい。
- 初めての環境で慣れるまでに時間がかかる。

胆
- 落ち込みやすい。
- マイナス思考になりがち。
- 心配性。

肝
- 肩こりや首こりがある。
- 頭痛がある。
- 目が充血しやすい。
- 目が疲れやすい。
- 目がかすむことがある。
- 目がショボショボしたり、ドライアイがある。
- 爪が割れやすかったり線が入りやすい。
- ストレスを溜めやすい。
- 緊張しやすい。
- 気分にムラができやすい。
- ストレスや環境変化によって食欲のムラがある。
- イライラしやすい。
- 怒りっぽく、怒りが爆発することがある。
- 歯ぎしりや食いしばりがある。
- 立ち眩みがある。
- めまいがする。

月経
- 生理前に胸やお腹が張る。
- 生理前に精神的に不安定になる。
- 生理前に眠さだるさがある。
- 生理前に便に変化がある。
- 生理中に便通に変化がある。

私史上「かなり振れ幅がある基礎体温なのに妊娠出産したランキング」を開催したら堂々1位に輝きそうなガタガタ基礎体温です。

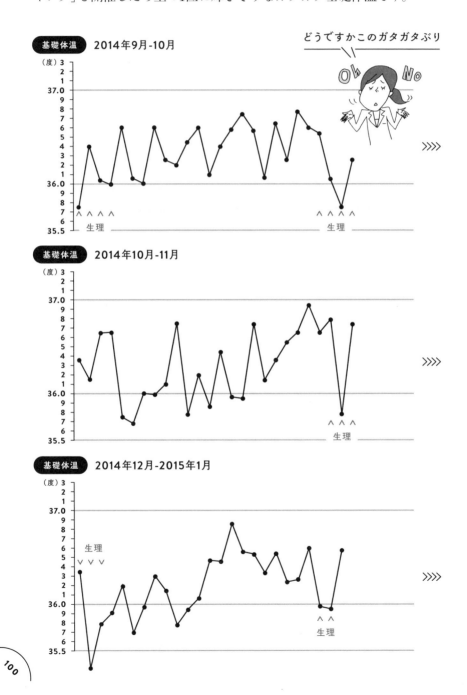

養生開始

2014年7月 ………… 36歳目前。漢方服用開始。
歯ぎしりや不安感などのメンタルケアを中心に
不眠対策を行う。

2014年8月 ………… 前より眠れるようになる。頭痛やドライアイ、
立ちくらみ、めまいも大分軽減。
生理前の胸の張りもなくなった。

2014年9月 ………… さらに眠れるようになってきた。

2014年11月 ……… イライラ対策の漢方対応。

2015年2月 ………… AMHが0.84と判明。

2015年3月 ………… 未成熟卵を採卵。結果育たず。
E2（卵胞ホルモン）ゼロという数値。

2015年4月 ………… 未成熟卵だったが受精できた。
胚盤胞まで育った。
子宮ポリープが見つかったので日帰り手術。

2015年5月 ………… 1個未成熟卵で成長せず。
成熟卵1つ受精後3日で成長せず終了。

2015年6月 ………… ここのところE2しっかり出てる。

2015年7月 ………… 久しぶりの移植→HCGゼロ。
1年間はチャレンジしてみるつもり。

2015年9月 ………… 2個未成熟卵を採卵。1つ胚盤胞凍結、1つ育たず。

2015年10月 ……… 3個成熟卵。受精後成長せず。
1つ移植予定。

2015年11月 ……… 移植。
妊娠。HCG35→出産できる確率は59％とのこと。

2015年12月 ……… 胎嚢確認→心拍確認。

2016年8月 ………… 無事出産。

振り返って

　体外受精を行う予定だったAさん。今までの治療がすべて陰性だったこともあり、まずは体をつくってから挑みたいと思っていました。

　義母のすすめでヨガや気功に通うも効果なし。そんなときに、体外受精で何度も撃沈していた会社の先輩が、シーちゃん先生のところで妊娠したと聞いて、来店されました。

　Aさんは日々ストレスを抱えて生活しており、その環境は変えることはできませんでした。肝の症状はいつもありました。

　たまたま、ストレスの根本原因であるご主人が単身赴任で生活を共にしていなかったことでストレスがかなり軽減されたときに移植。それが功を奏して結果につながったようでした。

　Aさんは、基礎体温がガタガタしていて定まらないこと、そしてAMHが低いことなど、不妊の原因が重なっていました。さらに難易度の高い生理周期24日。治療結果も厳しいものでした。

　何度も心が折れそうになり、涙ぐみながらも1年間は頑張ると決めて一生懸命通院しました。

　西洋医のほとんどが基礎体温を詳しく中医学的視点で見たりはしないのです。今回の例のようにキレイに整わなくても妊娠するからです。

　基礎体温はあくまでも目安であり、全体的な雰囲気を把握するもので、何かを決定づけるものではありません。

　確かにキレイな基礎体温になると妊娠する例は多いのですが、それだけにこだわり神経質になると、体に与える影響は良いとはいえません。基礎体温を養生で整えることは可能ですが、一方で今回のように、基礎体温が努力でどうにもならなくても希

望を捨てずに治療に取り組んで結果を出す人もいるのです。

　ものごとには必ず両面があることを忘れないでほしいと思います。

　実際に治療を始めると、基礎体温の排卵期であろうと推測される日付と実際の排卵がずれていることは多々ありますし、基礎体温がキレイでもホルモン値がものすごく悪いということもあります。

　形がなかなか整わなくても、それにこだわらず、しっかりと病院を受診し、対応することがとても重要です。

　Aさんのように結果が出ずに何度もチャレンジする可能性が高いかもしれませんが、妊娠出産できるケースはあるのです。

　基礎体温にばかり気を取られて受診のタイミングを逃してしまい、治療が遅れてタイムアウトにならないように気を付ける。このポイントは忘れないでください。

　ご本人から皆さんへ。
「原稿を読み、こんなに大変で苦労したのか……と自分の過去ながら驚いています。何度も治療をやめようと思いましたが、諦めないで良かったと思っています。つらい治療で苦しんでいる方も、子どもを授かればこの苦労もキレイさっぱり忘れます。できる限りのことをやって頑張りましょう」

　本当ですね。
　治療歴を見ると簡単に結果が出なかった分、つらい日々でした。妊娠したのちはトラブルなく出産まで至りました。
　本当に良かった。おめでとうございました！

二人目妊活のポイント

　case2のCさんのところでも申し上げましたが、第一子妊娠中から第二子妊活が始まっています。

　第一子妊活で妊娠、出産まで時間がかかった人も、この教えをしっかりと守り、妊娠中もビタミン、ミネラル（カルシウムはしっかりと）、タンパク質などバランスよく摂取する必要性をお話ししています。教えを守っていただけた方は第二子も比較的早く授かっているのです。

　妊娠中期から後期になると赤ちゃんの成長スピードは加速がつきますから、栄養もその分必要です。一人目妊活でこの本を手に取った皆様は、第二子妊活について少しでも可能性があるならぜひこの「第一子妊娠中から第二子妊活が始まっている！」ということを頭の片隅に置いてください。

　二人目が欲しくて数年が経過したという方には、いくつか質問があります。

❶第一子はすんなりできましたか？（ハネムーンベイビー、妊活を始めて数か月でできた）

❷第一子出産前、妊娠中、出産子育て中、摂取する食事はタンパク質多めのバランスよい食事で栄養状態はばっちりでしたか？

❸第一子の育児は体力的に大変で、今でも子育てでクタクタになっていませんか？

❹子育てのほか、仕事や家事などのほとんどを負担していますか？

❺寝落ちしたあと、わざわざ起きてきて家事をやったりしていませんか？

❻体調チェックシートに多くのチェックが入りましたか？

❼寝かしつけたあと、大人の時間だと24時近くの夜更かし生活を送って久しいですか？

　第一子はすんなりできた。現在も、栄養状態が十分で、体力も余裕があり、基礎体温がある程度キレイで整って二層になっている……それなのに妊娠しないという方は、3章でお話しする、着床不全、不育症の検査に行かれることをおすすめします。

　上記7項目に該当し、元気いっぱいと自信を持って言い切れない方は、まず第一子で空っぽになったお母さんの体をしっかりと立て直す必要がありますね。

　シーちゃんメソッドの3箇条から始めて、さらに二人目不妊は鉄（ヘモグロビン、フェリチン、血清鉄）の計測とケア、カルシウムの補給も必要です。

　でも、なんといっても効果があるのは「子どもと一緒に寝てしまいその後朝まで起きない」という養生です。お茶碗洗いや洗濯などはパパにお願いして、ママは子どもと一緒にぐっすり朝まで寝て英気を養ってほしいのです。

　お仕事をしていなくても公園に行くだけで疲れてしまう乳幼児育児。子どもが熱を出せば夜眠れない日が続きます。その疲労蓄積はボディーブローのように徐々にそして確実にママの体から精力を奪っていきます。子育てや家事のほとんどを抱え込まないで周囲のサポートを受けて、自分は少し余力があるくらいのボリュームに調節してほしいと思います。

子どもと一緒に寝ただけで妊娠！

週に数回のパートを辞めて体力温存したら妊娠！

そういう方が本当に多いのです。

それだけママは疲れているということなのです。

　二人目がなかなかできないときは、一人目育児が思いのほか負担になっているということがあります。

　ひと昔前までは、義理両親と同居したり近所に住むことが当たり前で、少し疲れたときに子どもの面倒を見てくれるなどの協力態勢がありました。

　現在はその手助けがなかなか難しいのが現実ではないでしょうか。ご両親、義理両親の住まいが遠方だったり、晩婚のうえで妊娠出産ともなるとご両親が健在でなかったりと、手助けを頼めない環境の人も多くいらっしゃいます。

　その場合は、第二子妊活についてはひと呼吸おいて、一人目と年齢や学年など間は空いてしまうけれど、幼稚園入園のときまで体づくりに専念してみてはいかがでしょう。

　子どもが幼稚園や保育園に入園したら、散歩や軽い運動をするなど、妊娠前の体力まで回復するよう取り組む。一人目の入園とともに妊活を開始するのはどうでしょうか？

　上の子を預けてみてもらうようになったら妊娠したという話もよく耳にします。

　また、一人目育児と仕事の両立、そして通勤時間が長すぎて体力を消耗して不妊になっている人もいます。

　女性が働きながら育児をするときに、職場、保育園や幼稚園（現在は預かり保育のある幼稚園もありますね）と住まいは近距離にあることが望ましいのです。

　ある方は通勤に片道1時間半かかる職場を辞めたくないとの

ことで、第二子妊活のために職場の近くへ引っ越しました。そして、ほどなくして妊娠。通勤時間もバカにできない実例として多くの皆さんに知ってほしいと思います。

　バカにできない体力消耗といえば、母乳育児です。自分の体液をあげるのが母乳育児です。勢いよく順調に母乳が出て、栄養が十分足りていて、母乳をあげながらも元気いっぱいなら問題ありませんが、精力を吸い取られるような脱力感に襲われる、母乳の出が順調でない場合で第二子を考えているなら、母乳はそこそこにしてお母さんの体力温存を優先させることを私はおすすめします。

　特に高齢で妊娠した場合は、いつも体の声に耳を傾けて、育児をしながらも自らが疲れすぎないように創意工夫してほしいと思います。

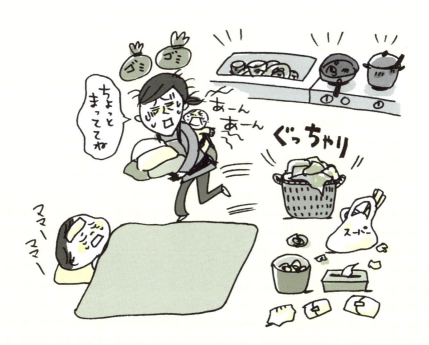

タダ乗り **ブロガー体験談 2**

持病を抱えての二人目不妊。
「養生」が心の支えになりました

のんのさん（34歳）

多嚢胞性卵巣症候群と高プロラクチン血症の持病あり。
第一子出産後の虚弱な状態のまま第二子の妊活をスタート。
シーちゃんメソッドの実践で、体調面はもちろん、精神面も安定。
2018年11月に長男を出産。

私、中学校2年生で初めて生理が来たときから、生理が周期的に来たことが1度もないんです。大丈夫かな？と思いつつ、「そのうちくるだろう」とあまり気にしていなかったのですが、働き始めてまったくこなくなったんです。丸々1年以上あいて、さすがにこれはヤバいと思って病院へ行って、多嚢胞性卵巣症候群と診断されました。

高プロラクチン血症もありましたので、結婚が決まってすぐ、彼には「私はちゃんと子どもができないと思う」と伝え、入籍してすぐに治療を始めました。自己注射と人工授精を繰り返して繰り返して、1年半後の2016年9月に第一子を出産することができました。

でも、妊活から出産後まで、とにかくつらい日々でした。どんどん追いつめられて、病院の行きと帰りはいつも泣いていましたし、出産後は驚くほど体力がなくて。髪の毛はバサバサ、肌はボロボロ。気持ちはいつも不安定で、過呼吸になって救急車で運ばれたこともあったほどです。

2017年秋から二人目妊活を始めたのですが、そんな状態ですから当然、うまくいくはずもありません。体はしんどい、妊活もうまくいかない。飲み薬も、排卵誘発の自己注射も、一般的な量ではまったく効かず、医師からは回を重ねるごとに注射の液量を増やすように言われて、体も家計も心配になるほどでした。

もう何をどうしていいのかわから

ない。そんなとき目にしたのが、シーちゃん先生のブログ記事、「第一子妊娠中に第二子対策が必要なわけ。」（2016年4月24日）でした。

　この記事は、私にとっては革命でした。妊娠できないのも、体が思うように動かないのも、すべて自分のせいなんだ！と思いこんでいたけれど、私のせいじゃなかった。原因は栄養不足！　養生生活で変わるかもしれない！　まだ私にできることがある……そう思い、先生のブログの過去記事を全部読んで、書いてあるとおりにすべて実行することにしました。

　必要な栄養、足りていないもの、不要なものを書き出してみると、タンパク質だけじゃなくて、カルシウムと鉄が完全に不足していました。栄養は意識してたつもりでしたが、ただ3食ちゃんと食べてればいいと思っていただけ。全然、ダメでした。

　食生活を改め、寝るのも20時半くらいには必ずお布団に入って、21時までには子どもと一緒に寝るという生活をすぐに始めました。すると、肩こりもよくなったし、毎年、シーズン中は微熱が出るほどのひどい花粉症も出ない。日を追うごとに体が変わっていくのがわかり、イライラや不安もなくなっていました。

　病院に通いながら泣いていたあのときのつらさに比べたら、メニューを考えてお料理する手間なんてなんでもありません。やることがあるだけでありがたいし、「これで赤ちゃんに会えるかも」と思えば、養生生活は心の支えです。むしろ、この生活をやめたら、あのつらい日々に戻るかもという恐怖心のほうが大きかったかもしれません。

　養生生活1か月で体の変化をはっきりと感じ、2月下旬には卵胞が育っているのを確認。3月に陽性反応。このときには、「うまくいくかも」という予感すらありました。

　11月12日に生まれた長男が3か月に入った頃、産院主催の交流会に参加したんです。そこで、「食べられない……」と泣いているママさんと出会いました。まさに1年半前の私です。少しでもラクになってもらいたいと、自分の経験をお話ししたんですが、改めて、私はシーちゃん先生に救ってもらったなって。シーちゃんメソッドは魔法みたいに体が変わる。たくさんの人に広まってほしいと心から思っています。

隠れ貧血も不妊の原因に

「貧血＝ヘモグロビン値が低い」ではありません

これまで「精」は生殖能力のエネルギー源を意味し、妊娠出産に深く関係しているとお話ししてきました。

次に血と妊娠についてお話ししたいと思います。

中医学の血は一般的な西洋医学の血液とだいたい意味は一緒です。中医学では「精血同源」という言葉があります。精と血というのは同じ源ですよ、という意味です。血は液体であり、陰に属します。精も陰に属するものです。

血が安定すると精神が安定すると言われていて、精も十分あれば精神が安定します。精と血は、働きが重なることと、同じ陰の仲間であり同じ原料からできているということで、血は精になったり、精は血になったりとお互いにバランスを取りながら不足を補い合うので、この言葉ができたのでしょう。

中医学では精も血も精神安定作用があると何千年も前から言われているのですが、ここ数年になり、西洋医学（心療内科）でも血は精神安定に必要な物質なのだという著書が出てきました。

貧血検査を行い、ヘモグロビンが低いと、だるい、眠い、やる気が出ない、めまい、ふらつきなどの症状が出てきます。ヘモグロビンが低いのは一般的にいうところの貧血なので皆さんも知るところでしょうが、「貧血＝ヘモグロビンが低い」だけでは十分ではないということがわかってきました。それが貯蔵鉄であるフェリチンです。

最近、心療内科における栄養療法や栄養指導にてフェリチン

について書かれることが増えてきました。

長期不妊の女性は、
フェリチン10以下がゾロゾロ

　ヘモグロビンが正常でも、貯蔵鉄のフェリチンが低いと貧血症状が出る、つまり隠れ貧血となり、貯蔵鉄のフェリチン不足を解決すると心が安定するといわれています。

　まだまだフェリチンってなじみが薄いですし、一般の貧血検査では計測されないので、わざわざお願いしないと計測してもらえません。なじみの薄い検査項目なので、もっと一般的にフェリチンの大切さが広まって、標準的な検査項目にフェリチンが追加されたらいいのにと願っているのです。フェリチンについて書かれている本をぜひ読んでいただきたいと思います。

　貧血症状はあるのに血液検査をするとヘモグロビンは異常がない。あれ？おかしいな？と思っていてもヘモグロビンが正常ならそれ以上は何も言えないと考える人がほとんどだと思います。しかし、貧血を正しく把握するためには、ヘモグロビン、血清鉄、貯蔵鉄（フェリチン）、赤血球の平均的な大きさ（MCV）などを総合的に観察することが必要なのです。

　ここ数年で広まってきたフェリチンですが、私がフェリチンの存在を知ったのは今から約3年前です。

　私自身がフェリチン検査をしてみたところ20ng/mℓ以下の数字をたたき出し、「これでよく動けるね」と言われたのがきっかけです。フェリチンは50以上あると元気が出てくるといわれており、生理が毎月ある女性はヘモグロビンだけではなくフェリチンのフォローも必要だということなのです。

フェリチンが低いことがわかった私が、鉄サプリを服用したところすぐに元気いっぱいになったことから、ヘモグロビンでは異常がなくてもフェリチンが低いと、だるくてつらいなどの貧血症状が出ることを自らの体験をもって理解しました。

そこで、今までかすりもしない未妊娠のお客様に、フェリチン検査をすすめたところ、不妊女性、特に長期不妊女性のフェリチンを計測すると10以下というかなり不足の状態である数値をたたき出します。フェリチンのフォローを行って本人の不調が改善し元気になってくると、まず変化するのは基礎体温です。基礎体温に勢いが出てきます。フェリチンが40以上になってくると妊娠する人が出てくるのです。

妊娠は多要素が絡み合って成り立つもので、一つの原因（フェリチン）を改善したからといってそれがすぐに妊娠につながるかというと、そうではない面もあります。ですが、貧血の対応を行ったところ妊娠したということは、中医学の「精血同源」から考えて、貧血が改善されると精も充実してくる、血液と精力が十分に満たされてくると妊娠に至る、という道筋は納得の出来事なのです。

また、李時珍という生薬の辞典をまとめた有名な先生が残した言葉に「女性は陰に属し、血をもってこれを主（つかさどる）。」があります。女性というのは血をまずフォローする必要がある、血と女性の生殖機能は密接であると伝えています。

鉄が満たされエネルギー代謝を 正常にするのが第1歩

鉄はエネルギーを作り出す必要物質の一つです。これは西洋医学的視点です。

中医学的視点を合わせて検討すると、フェリチンが上がってすぐに妊娠というわけではありません。順番があります。鉄が満たされてエネルギー代謝が正常になり、体全体に元気がみなぎってきます。その元気が精への貯金に回り結果として妊娠に至る、という流れのように思います。

　体が不調であればまずそちらを正常にしようと恒常性維持機能が働きます。「生殖は最後」というのはよく言われていることです。

　妊娠中は赤ちゃんも鉄を必要としています。

　妊娠出産を目指す女性であればヘモグロビンは13g/dℓ以上、フェリチンは40以上ほしいところです。

　フェリチンについては諸説あり、妊娠と関係ないという治療者もいらっしゃいますが、私は中医学的視点をもって合わせて検討するので、「血は精力と元を同じくする」と言われたら補わないわけにはいきません。必要があるという見解です。

　ただし、子宮内膜症や子宮腺筋症、チョコレート嚢腫がある女性は鉄対策を行うと出血量が増えるため、出口のない血液が毎月生理のたび溜まっていきます。

　これらの疾患を抱えていると鉄対策で症状が悪化するケースがあります。鉄を増やすか、疾患があるので鉄対策を諦めるか悩ましいところですが、中医学の世界では血は女性のおおもとだと考えているので、貧血症状（だるい、眠い、不安感がある）があって体調不良であれば、ディナゲストなどのお薬でいったん生理を止めて鉄対策を行う方法も、年齢を考慮したうえでご検討いただければと思います。

　皆さんもぜひフェリチン計測してフォローしてみてください。

case 5

フェリチンなど貧血対策を行い、みごと妊娠した事例第1号！

Sさん（35歳）

　私にとって、フェリチンなどを含む貧血対策を行ってすぐに妊娠に至った記念すべき第1号の症例をご紹介しようと思います。2016年のお客様です。

　それまでも毎年夏がくると体調を崩していたというSさん。2015年9月からは起きるのもつらくなり、半月以上寝込んでしまったとのこと。いくら眠っても眠くて、意識が飛ぶほどの眠気が日中にも襲う。無理に起きると、めまいや頭痛がする。

　秋を過ぎ、回復したようでしたが、2016年の年明けから同じ症状が出ていました。

今までの経緯　治療歴

34歳 ………… 結婚。

35歳 ………… 35歳になったことをきっかけに通院開始。
レディースクリニックにて検査するが異常なし。
6か月ほど卵胞の育ちを診てもらいながら
タイミング療法。4周期ほど排卵誘発剤を
服用。2回ほど注射を行うなど毎月通院
するも妊娠せず。フラメンコの発表会を
10月に予定しており、終るまでに
妊娠しなければステップアップを検討予定。

check sheet

体調チェックシート該当項目

陰陽・寒熱
- 冷えを感じやすい。
  足首、胃のあたり。

二便
- 便がゆるくなる。
  （7月から9月はとてもゆるかった）
- 睡眠中トイレで起きる。

汗
- 人より汗をかきやすい。
- 寝汗をかきやすい。

睡眠
- 寝る時間は23時〜深夜1時。
- 寝付きが悪い。
- 眠りが浅い。
- 4時間以上続けて眠れることが少ない。
- 夢をよく見る。内容を覚えている。

水滞
- 雨の日は症状が重くなったり、体がだるくなったりする。

心
- いつも眠い。

肺
- 皮膚は弱くかぶれや蕁麻疹などがある。
- 唇が乾きやすい、肌が乾燥しやすい。

腎
- むくみやすい。

脾
- 油ものを食べるともたれる。
- すぐに満腹になり、すぐにおなかが空くことがある。
- 胃痛、腹痛がある。
- いつの間にかアザができている。
- 不正出血がある。
- 口内炎ができやすい。
- ガスが溜まりやすい。
- ストレスで食欲が落ちたり出すぎたりする。

胆
- 物音にびっくりする、音に敏感。
- 肩こりや首こりがある。

肝
- 目がショボショボしたり、ドライアイがある。
- めまいがする。

飲食内容

朝	おにぎり
昼	大根／豚肉の煮物／白菜のつけもの／じゃがいも／ごはん
夜	キムチなべ／サラダ／大豆の煮もの／ひじき／小松菜おひたし
間食	クッキー／おせんべい／ほぼ毎日
飲み物	緑茶が大好き／ほぼ毎日ワインをボトル半分

Memo
お酒が好きなのですが、先生が怖くて、お酒の量を毎日グラス半分と過小申告していました…。

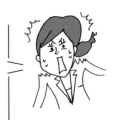

Shiechan's Advice

睡眠項目にほぼ全部チェックが入っているのにカフェインいりの緑茶を常飲している。お酒もかえって睡眠の質を悪くするといわれているのですべてやめていただく。大好きだった緑茶をやめた途端、睡眠の質が格段に変化したそう。「客先で一回だけどうしても緑茶を飲まなければいけないことがあったとき、その夜まったく眠れなくなってしまって、緑茶が睡眠にこれほど影響するとは思いませんでした」とのこと。睡眠項目にチェックが入る人は、午前中であってもカフェイン系の飲み物はやめるようお話ししています。

朝ごはんがおにぎりだけで、タンパク質を食べていないので、胃腸や粘膜も弱いことから消化の良いタンパク質を朝から召し上がっていただくことにしました。甘いものはやめるように伝えました。

また夜中に寝ているのを22時には横になっていただく。23時や1時就寝など言語道断！

養生開始

2016年1月 .... 35歳、漢方服用開始。
1回目の漢方とサプリ対応後、2回目のカウンセリングでは体調がとても良くなった、めまいや脱力感がなくなったとのこと。

2016年4月 .... 高温期が17日継続したため化学流産の可能性あり。起き上がれず気力がないとのこと。鉄の話をする。

2016年5月 .... 陰と血を補う漢方など、夏に向けて陰を補うことに。

2016年6月 .... 通っている産婦人科で行った貧血検査の結果が出る。ヘモグロビン11、フェリチン20。鉄サプリで対応を行う。

2016年7月 .... 鉄サプリ服用を始めてからとても調子が良いとのこと。前回4月に化学流産しているので、年齢もまだ35歳ということもあり、半年経過の秋まで体を休めてエネルギーを蓄えましょう、タイミングはとってはみてもテキトーにしましょうという話をする。

2016年8月 .... 陽性反応が出ました、高温期20日目ですと連絡あり。

2016年8月 .... 胎嚢確認。

2016年8月末 ...... 心拍確認。順調です、とのこと。

2016年9月 .... 食べづわりが始まる。

2017年4月 .... 途中貧血になり鉄剤を処方される。
30週切迫早産にて入院後破水するも自然分娩にて4時間で無事出産。
第一子出産後約半年で第二子自然妊娠!　またもや切迫早産で入院するも37週で無事出産。

振り返って

　Sさんが来店されたのは、妊娠した友人のすすめでした。正月明けに会ったときに妊娠5か月だったお友達。何をして妊娠したのか話をしてくれたのだとか。

　以下はSさんのコメントです。

「まず友達から、早く寝ることが必要、夜10時に寝るのよ、と耳にしたときは衝撃でした。え？　10時なんてまだ外にいるし！　10時に寝るなんて小学生でしょ！と思いましたが、妊娠している友人が、日頃の生活習慣で妊娠する体をつくることが必要なのだと力説していてとても納得しました。すんなり妊娠する人がいる一方で、通院しても結果が出なかった私。さらに35歳を過ぎれば妊娠しにくくなっていくことは、頭にずっとありました。『先生はかなり厳しいからちゃんと養生に取り組めることが大前提で相談に行ってね』と友人から念押しされました。厳しいんだ……と思いました。でも、漢方だけで妊娠するということではなく、漢方と養生を合わせて徹底に実践させるんだ……と、妙に納得したのを覚えています。目の前に妊娠5か月の友人がいるわけですから、やってみようとすぐに取り掛かりました」

　Sさんは、まず会社に話をし、21時だった帰宅時間を19時にしてもらいました。妊活とは言わず、最近体調がすぐれないので早く帰宅したいという理由で。

「もともと主人がスポーツジムで一汗流してから帰宅するのが22時近くて、そこからごはんの用意をして24時くらいに寝ていた生活だったので、主人に話をしました。妊活のために22時に寝ようと思っていること。食事は作っておくからレンジで温めて食べてほしい。炊飯器のお釜は水につけていてほしいなど。

朝は今までより1時間早く起きて、残っていた家事を片付けました」

　こうして、来店予約を入れてから初回のカウンセリングまでの数週間で、職場とご主人との話を済ませ、22時に寝られる体制を整えてのご来店でした。フラメンコの発表会が終ったら、人工授精や体外受精にステップアップする予定だったそうですが、やはりなるべくなら自然に妊娠したいという気持ちがあったのです。

　Sさんは　真面目に養生に取り組んでくださって、夜寝るのは真夜中の生活だったのに、心を入れ替えて22時の就寝を守り抜きました。

　第二子はなんとすぐすぎるぐらいのタイミングで妊娠されました。ご本人も予想外の展開にびっくりしたそうです。第一子にあれだけ時間かかったのに、と。振り返れば家でのんびり過ごしていたのでそれが良かったと思います、とのこと。産休、育休中にのんびり、ゆったり過ごされて妊娠したことで、のんびりすことがなにより妊娠につながると実感されたようです。

　ヘモグロビン11、フェリチン20と「隠れ」貧血でもなんでもない、かなりひどい貧血でした。チェックシートの該当項目をみても貧血症状に満遍なくチェックが入りました。

　通っていた産婦人科では、タイミングを行うも妊娠しないので、ステップアップの話を何度もされた、とのこと。貧血の検査結果を見て、ドクターもステップアップの前に鉄対策だということになり、鉄対策を行って2か月後の妊娠でした。

　このケースをきっかけに私は最初にフェリチンなどを含む貧血検査の結果を持参いただくようになりました。

　第一子、第二子の妊娠出産、本当におめでとうございました。

AMHが低くても、
焦らず体づくりをしっかりと

ステップアップは養生をしてから

　AMH（抗ミュラー管ホルモン）は発育過程にある卵胞から分泌されるホルモンです。

　イコール残りの卵胞の数ではありませんが、発育されている卵胞数とホルモン値との相関関係があることから、卵巣予備能の大まかな状態を把握することに役立ちます。

　AMHは加齢とともに低下し、閉経が近づくとほとんど検出されなくなります。

　AMHは、年齢よりも個人差が大きく、1.0ng/mℓ以下になってくると46歳以上に相当するという指標を見かけましたが、私のところでは1.0であれば十分だと考えています。

　AMH0.1での妊娠出産例もありますし、0.5くらいであれば何例もあります（ってそんなこと言ったら怒られちゃうかしら）。

　AMHが低かったとしても、体調不良を抱えて元気いっぱいではないのに治療を焦ると良い結果につながらないことがあります。人工授精などにステップアップするにしても準備が大事です。体調を整え、気や精も充実させる。そこから妊活スタートです。ステップアップはそれからでよいのではないかと私は考えています。

　ただし、残念なことながら1.0をはるかに下回る0.1よりさらに桁が下がる0.03など、桁違いの低さでは、妊娠しても出産まで至らずという結果もあり、難しい現状となっています。

　年齢が上がれば妊娠率が低くなっていくことは皆さんご存知

ですが、AMHも考慮しながら妊活をしていく必要があります。

　30代であってもAMHがかなり低く、早く閉経を迎える女性もいらっしゃるのです。前もって自分のAMHを把握することはとても大切だと私は考えています。ぜひ、検査で計測してみてください。

　AMHは生まれつきの要素が高く、治療薬などで改善させることはできません。しかし、コレステロールが高くなるとAMHが改善する例があるのです。総コレステロールが高い女性はAMHも高い傾向にあることがわかっています。

　タンパク質多めの食事をしていると、コレステロールが上がってきます。黄体ホルモンや卵胞ホルモンも元はコレステロールです。実際に、数値が1近く、さらにはそれ以上アップしている女性もいらっしゃいます。AMHが0.88から養生で2.75まで上がった方の事例は160ページでご紹介します。

　一方で、AMHが高すぎる女性は多嚢胞性卵巣症候群の可能性が考えられます。

　こうした方はタンパク質をしっかりととりますが、油もの（グラタンや揚げ物）などを控えてコレステロールを下げるような生活を送ります。

　妊活では、血の巡りを改善する対策を行います。特に排卵時期に活血（血の巡りを改善する）を行うと良い結果につながります。

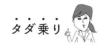

タダ乗り ブロガー体験談 3

AMH0.79でも、気持ちを切り替え養生開始。「妊活中です」と仕事をセーブし、自然妊娠！

がうさん（30歳）

広告代理店営業。妊活を始めて1年後の検査で、
AMHが0.79と診断される。
シーちゃんメソッドを取り入れつつ、仕事をセーブし自然妊娠。
2018年9月、第一子（女児）を出産。

妊活を始めて1年が経ち、「そもそも大丈夫なのか？」という思いから、夫とともにクリニックを受診したのが2017年8月。そこで初めてAMHの値に問題があることを知りました。先生曰く0.79という値は「年齢で言うなら45歳を超えたくらいの値」。当時私は29歳です。頭の中は「まさか……」という思いだけでした。

しかし、くよくよしても仕方ありません。前向きに考えていこうと夫と話をしました。二人ともほかには異常がない。決してAMH＝妊娠率ではなく、これまで妊娠できなかっ

たのもこれが原因ではない。ただ、タイムリミットが人より早いということ。だったら、次のステップに進んでいこう。そう、気持ちを切り替えることができたんです。

そして、11月に初めての人工授精。シーちゃん先生のことを知ったのはその少し前くらいだと思います。

妊活ブロガーさんの間で話題になっていて、「妊娠できました」という報告も目にしていました。だったら、自分もやってみようかなという軽い気持ちで、養生生活を取り入れたんです。

よかれと思って通っていたホット

ヨガは疲労の原因かもしれないと退会。食事は玄米入りの十五穀米に、肉か魚のどちらか一品をマストで食べる。もちろん、早寝も意識して22時には就寝。

同時に、といっても正確な時期は曖昧ですが、仕事もセーブしていきました。実は、子どもができないのは、仕事のストレスが原因じゃないかと思っていたんです。

繁忙期になれば、終電までの残業、休日出勤は当たり前。「子どもが欲しい」という理由で会社を辞めていった女性を何人も見てきました。私自身が、「こんな生活では体がもたない」と感じていたんです。

妊活中だから大口のクライアントの担当から外してもらい、定時で帰らせてほしい――。

会社に対し、そんなわがままを言っても、「代わりはいくらでもいる」と切り捨てられることはないだろうという自負はありました。でも一方で、もし、ダメだったらこの会社を辞めるしかない。そんな覚悟で会社には伝えて。一人定時で帰るとき、周りの視線は冷たかったけれど、「気にしない」と自分に言い聞かせていました。

そして、冬休みの間に妊娠。仕事をセーブしたといっても、ストレスはゼロではありません。会社が長期休みの年末年始にちょうど排卵があって、そのタイミングで妊娠をしたので、本当にストレスがないときに妊娠するんだなとシミジミ思いました（笑）。

やっぱり今、振り返っても、妊活をしていることを会社に伝えてよかったと思っています。それができない人も多いでしょうし、難しいとも思います。

でも、何も知らなければ、周りは配慮してくれるものではないですし、忙しいストレスフルな毎日を変えることはできません。

シーちゃん先生もよく、「バリバリ正社員で働き、スッと妊娠する人もいる。でも、悩んでいる人は環境を変えなきゃダメだ」ってブログに書かれていますよね。最初、私も言いたくはなかったけれど、伝えたことでラクになった。会社での評価は下がったと思うし、収入も減った。キャリアも中断したけれど、子どもは無事に生まれてきてくれた。それに勝るものはありませんから。

甲状腺刺激ホルモン(TSH)と不妊について

一般的ではありませんが、気にしてほしいTSH2.5

甲状腺刺激ホルモン（以下TSH）とは、甲状腺ホルモンの分泌を促すホルモンです。

「妊娠希望の女性であれば、 TSH2.5以下であることが望ましい」

表参道にある甲状腺専門病院で配布されているパンフレットにはそう記されています。

──甲状腺ホルモンは、遺伝子の発現、組織の分化、および全身の発育成長を調整する──『ハーパー生化学』(清水孝雄監訳／丸善出版)

甲状腺ホルモンは、体全体の代謝を促進するホルモンです。この甲状腺ホルモンのバランスを調整しているのが、甲状腺刺激ホルモンのTSHです。

「妊娠出産を望む人の、TSH2.5μU/mℓ以下のコントロール」については、まだ不妊治療関係者の中でもすみずみまでいきわたっているとは言えない情報で、やはり賛否両論あって甲状腺専門医でも対応が分かれるところなのです。

成長ホルモンだけではなく、甲状腺ホルモンも成長発育に関係することから妊娠出産に深く関係していると私は考えています。実際TSH2.5の情報を私のブログでご紹介したところ、大きな反響がありました。

私の記事を見て「自分の検査結果を見たらTSH2.5以上だった」「不妊で通う産婦人科では何も言われなかったけれどシーちゃん先生のブログを見て急いで専門医に行ったら橋本氏病が見つかって治療をし、その後妊娠に至った」とのちにご報告いただいた例もあるのです。

　TSHの数値が上がる原因として、ヨウ素が言われています。日本は海に囲まれており、海藻類を多く摂取する国民です。そのため、和食で使うような調味料やだしには「昆布だし」と書かれているものが多くあり、知らず知らずのうちにヨウ素を摂取し、TSHが高く出やすい国民性があるのです。このTSH2.5以下のコントロールが望ましいという情報は海外から入ってきたものらしく、そこまで対応する必要があるのかまだまだこれから解明される部分のようです。

　不妊治療施設の産婦人科ではTSH2.5以下を対応するところとそうでないところがあって、TSHが2.5以上（なかには7もありました）でも長年見落とされてしまい、結果として甲状腺ガンが見つかったケースもあります。

　TSHの項目を自らチェックして、数値が高ければ専門医での検査をおすすめします。検査がまだな方がいらっしゃったらすぐに計測してみてください。高く出ても投薬でコントロールが可能です。ストレスや疲労でもTSHの数値が変化することがありますから定期的に検査に行かれるとよいでしょう。ブロガーさんたちの協力で、TSHの検査と対応をしてくださる病院を巻末にまとめています。

　私のブログを読んでくださった方の中に、甲状腺の持病があり、そこからTSHに気づいて治療を行い、無事妊娠・出産された方がいます。次ページにご紹介します。

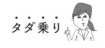

タダ乗り ブロガー体験談 **4**

シーちゃん先生のブログを見て
TSHを検査したら12.93！
治療を開始したらすぐ妊娠しました

Sayakaさん（33歳）

第二子に向けての妊活でシーちゃんメソッドを実施。
基礎体温が整うも結果につながらず、血液検査をしてみるとTSHが12.93。
レボチロキシン（甲状腺ホルモン）の服用を始め、
直後に妊娠。2018年8月に次女を出産。

18歳のときにバセドウ病と診断され、翌年に甲状腺切除手術を受けました。その際、主治医からは「妊娠するには努力がいるだろうから、そのときが来たら年1回の定期検診とは別に早く受診してね」と言われていたんです。

そのため、結婚してすぐに病院に行き、甲状腺の薬を服用しながら妊活。2015年4月に長女を出産しました。そして、娘も2歳になった、2017年6月から二人目に向けての妊活を始めたんです。でも、2か月後に流産。その後、なかなかうまくいかずに悩んでいたとき、シーちゃん先生の記事『がたがた基礎体温の治し方』（2017年10月24日）を読みました。

栄養や睡眠のことなんて全然、考えてもいなかったので、衝撃を受けました。でも、基礎的なことだし、頑張ればできるかもしれない。薬にもすがる気持ちで養生生活を始めました。

正直言えば、かなり大変でした。もともと料理はあまり得意ではありません。また、幼い頃から夜更かしで、小学校入学の目標に親から「24時前に寝る」と言われたほど。朝が弱いので、夜にやっていた家事を朝こなすのがつらくって。

なんとか22時就寝という生活の

126

リズムができてきたのは、2週間後くらいでしょうか。ただ、そこから基礎体温が整うのは早かった！ 効果を実感できたので、信じて続けることができました。

一方で、妊活のほうはなかなか治療が実を結びません。子宮などには問題はないと言われていましたし、なんだろう？と考えると、ふと、「最近、甲状腺の検査行ってないな」って。ちょうどその頃、シーちゃん先生がブログにTSHについての記事を書かれていました。もしかしたらという思いは確信に変わり、甲状腺の病院に連絡。でも、すぐに予約がとれなかったので、通っていた産婦人科にお願いして血液検査を受けたんです。すると、TSHの数値は9でした。

やっぱり甲状腺だった。妊活に入る前に主治医の診断を受けていたら？ 今年も忘れずに定期検診に行っていたら？ ちゃんとお薬を飲んでいたら？ 夏の流産だってなかったかもしれないし、こんなことになっていなかったはず……。

でも、後悔をしても仕方ありません。無理を言って甲状腺の病院に予約を入れてもらい改めて検査。TSHの値はさらに高く12.93でした。

主治医から「普通に生活していくには問題のない値だけれど、妊娠を希望するなら」と薬を処方してもらい、12月14日から服薬を始めたんです。

そして……12月25日に陽性反応。いろいろなタイミングが奇跡的に合った結果だったように思います。

原因がわからず、妊活がなかなかうまくいかない方は一度、甲状腺を調べてみてほしいんです。TSHを重視しない産婦人科の先生もいます。私の産科の先生も、「TSH9」という数字に「ちょっと高いね～」と言っただけでした。

専門外といえば専門外ですし、仕方のない面があるのでしょう。でも、これって妊活している身には怖いことです。私自身、ホルモン剤を変えたり、病院を変えてみてもダメで、次のステップも考え始めていました。甲状腺のことに気付かなければ、今も悩み続けていたかもしれません。

もちろん、妊娠できたのは養生生活があってこそです。養生はタダでできますし、やって悪いことは一つもありません。私は早寝も食事も努力をしなければできなかったけど、妊娠したかったら死ぬ気でやるしかないですもんね。

case 6

結婚時に、不妊の原因となりかねない チョコレート嚢腫発見で大ショック！

Yさん（33歳）

　結婚前、仕事をしていたときは、夜中1時2時の就寝は当たり前の生活でした。また、甘いものが大好きで毎日食べていました。生理前や疲れているときの頭痛がひどく、頭痛薬を飲んだり整体に通ったりしていたそうです。幼い頃から胃腸が弱く、アトピー体質でした。

　そんなYさんに結婚が決まります。

　同時期に受けた検査でチョコレート嚢腫が見つかりました。ドクターからチョコレート嚢腫は不妊の原因にもなりうると指摘され、不安と焦りで思い詰めていました。

　仕事は忙しくなると終電になってしまうこともあったため、このままでは体がまいってしまう。チョコレート嚢腫もあるし、体を大事にしないと妊娠にも良くないだろうと考えて退職を決意。チョコレート嚢腫と妊娠対策と両方の対応可能な漢方薬店を調べてくださり、ご来店されました。

　結婚に際し、お互いの親戚を訪ねて遠方まで行き来するなど、長距離移動することがあるため、それまでは体のコンディションを整えて、結婚式が終了したらすぐに子作りを始められるように整えたいとのこと。

　生理25日周期が3年続いていて気になっているとのこと。来店時のチョコレート嚢腫は右卵巣3センチ、左卵巣2.8センチ。チョコレート嚢腫にマクロビオティックが良いとネットで調べ、ゆるい感じでマクロビオティックを取り入れていました。

check sheet

体調チェックシート該当項目

陰陽・寒熱・二便	・冷えを感じやすい、胃腸下腹部。 ・手が火照りやすい。 ・食事を改善したら下痢が止まった。
睡眠	・寝る時間が23時半。これでも改善した方で3年間くらい夜中1時2時に寝て、8時に起きる不規則な生活だった。 ・夢をよく見る。内容を覚えていることが多い。
気虚	・やる気が起きなくなることがある。 ・悩みの症状は疲れると悪化する。
血虚	・貧血検査でひっかかったことがある。
瘀血	・脇腹がチクチクして痛い。
水滞	・風邪をひいてないのに痰が絡む。 ・雨の日に症状が重くなったり、体がだるくなったりする。 ・花粉症などのアレルギーがある。
肺	・皮膚は弱いほう。 ・唇が乾きやすい、肌が乾燥しやすい。 ・腰痛がある。
脾	・油ものを食べるともたれる。 ・もたれ感があり、朝おなかが空っぽな感じがしない。 ・すぐに、満腹になり、すぐにおなかが空くことがある。 ・胃痛、腹痛がある。 ・食後、眠くなる。 ・飲みすぎたり食べすぎたりする。 ・おなかの中でポチャポチャ音がする。 ・ゲップがよく出る。

脾	・ガスが溜まりやすい。 ・ストレスで食欲が落ちたり、食欲が出すぎたりする。 ・食べ物が喉につっかえることがある。
胆	・物音でびっくりする、音に敏感。 ・優柔不断。 ・落ち込みやすい。 ・心配性。
肝	・肩こり、首こりがある。 ・頭痛がある。 ・目の周りの筋肉がピクピクすることがある。 ・飛蚊症がある。 ・爪が割れやすく、線が入りやすい。 ・ストレスを溜めやすい。 ・気分にムラができやすい。 ・ストレスや環境変化によって食欲のムラがある。 ・歯ぎしりや食いしばりがある。
月経	・排卵時頭痛がある。 ・生理前イライラする。 ・生理前眠さ、だるさがある。 ・生理前頭痛がある。 ・生理前肌荒れがある。 ・生理時の塊は多い。 ・生理時腰痛がある。 ・生理時軟便。

飲食内容	
朝	玄米／小松菜と油揚げの煮物／豆腐とわかめの味噌汁／納豆
昼	きつねうどん
夜	鶏肉と大根人参の煮物／みそ汁／小松菜の煮物
間食	甘いものを毎日、ほかさつまいもや小豆など週に3回ぐらい
飲み物	紅茶をよく飲む

Shiechan's Advice

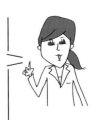

夜中1時2時に寝るような生活を年単位で送り、甘いものを毎日摂取するなどで、免疫力に乱れが生じて、子宮内膜症系の病気に罹患する女性は多いです。

Yさんは以前に比べてだいぶ早く寝るようになったとはいえ、23時30分ではまだ遅いので、紅茶をやめてさらに早く寝るようにお話ししました。「結婚式の準備で忙しいかもしれないけど、22時には寝ましょう。早寝を頑張ってね！」と。

見た目に気力が不足していたため、疲れないように気を付けるようお話しする。昼や夜に都心まで遊びに出かけ、友人と遅くまで会食するなどが疲れるのであればそれも控えましょう、と。

Yさんはマクロビをゆるくやっていました。玄米は消化が悪いので、胃腸の弱い人には負担が大きく、タンパク質が偏って不足がちになってしまうため、マクロビからいったん離れましょうとアドバイスしました。

養生開始

2016年5月 ………… 初回来店。

2016年6月 ………… 前回生理は27日周期。今回も26日目でまだ生理が来ていないから周期が延びてきたかもしれない。夢を見ることが減った。すぐ眠れている。

2016年7月 ………… 結婚式が二つとも終了した。手が火照って眠れない。生理痛がひどかった。

2016年8月 ………… 生理痛あまりなし。排卵時の頭痛も「どうだったかな?」という程度で思い出せないくらいに軽減。

2016年9月 ………… 生理痛は7割減。排卵痛も7割減。しかし卵巣のサイズを測ると右2.8センチ左3.8センチと左が1センチ大きくなる。二か所での結婚式で疲れとストレスがたたったのかもしれないので、血の巡りを良くする漢方をプラス。

2016年10月 ………… 不妊センターで検査。AMH0.61と判明。

2016年11月 ………… 妊娠検査薬で陽性。

2017年4月 ………… ご主人が「マイホームを買うぞ」と決意、妊婦のYさんを連れまわして物件下見。ご本人は疲れているが、ご主人にはあまり伝わっていないようで「危ない、気が不足している胃腸虚弱は無理したら絶対にいけないよ」と強くお伝えする。マイホームが決まるが、引っ越し作業は何も手伝わず実家に避難するよう指示。

2017年7月 ………… 無事出産。

2018年11月 ………… 今回の書籍のことで連絡をとったら、出産直後ではまだ両側2センチだったチョコレート嚢腫が直近の定期健診では消失していましたとご報告をいただく。

●Yさんの基礎体温

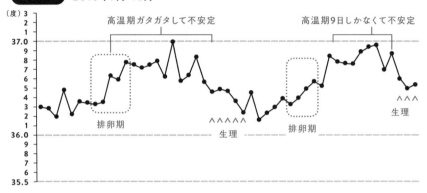

妊娠直前の基礎体温は気の不足がある形で、あまりいい形ではありませんでした。卵巣にトラブルを抱えているとギザギザしやすいのですが、Yさんもギザギザしていました。

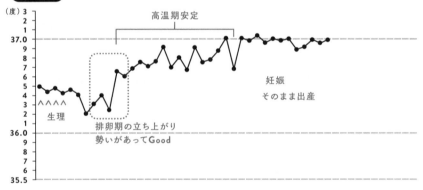

この周期の基礎体温は、排卵期に勢いがあり、高温期も安定していて、とても良い形です。そのまま妊娠・出産されました。

振り返って

　結婚式も終わりひと段落したので、33歳のYさんでしたが、チョコレート嚢腫もあり疲れやすい体質を考慮して、22時寝のところを21時半に。さらなる養生生活の徹底をお伝えして、実践していただきました。以前は低温期が短かったのですが、2016年10月の基礎体温では低温期が13日と延びてきました。基礎体温が改善されてきたと思っていたら、その周期で妊娠。Yさんが、半年間よりいっそうの努力で養生した結果だと思います。気の不足の人は出血しやすい傾向がありますが、彼女も出血がありました。

　気の不足がある人は妊娠中につらくなるほど動いてはいけませんが、子どもが生まれるこの機会にマイホームを持ちたいご主人は、身重の奥様を物件下見に何軒も連れまわしていたことがわかり慌てて止めました。

　無事出産に至って本当に良かったです。

　チョコレート嚢腫は、子宮内膜細胞が卵巣内に増殖し、生理のたびに出血。出口のない卵巣に血液を含む体液が増殖している状態です。これらの症状を中医学的に表現すると①血の巡りが悪い瘀血、②湿、余分なお水が溜まっている、ということです。また、この病気になる人は、肝胆の質問に多くのチェックがつきます。

　血の巡りが悪い症状では、下腹部がチクチク痛いとか生理時の痛みがみられます。

　湿が溜まっていることは、雨の日に体調が悪くなる、食後などに痰が溜まるなどの症状からわかります。また胃腸虚弱のと

ころがありますが、それもお水が溜まっている症状です。おなかの中でポチャポチャ水の音がするなどです。

　肝胆系にチェックがつく人は、イライラする、優柔不断、頭痛、胸痛などの痛みがあり、精神的な負担があると症状が悪化しやすくなります。

　　Ｙさんも、肝胆系に多くのチェックがつきました。ストレスに敏感な体質だということです。

　チョコレート嚢腫対応の漢方を飲んでいても、結婚式での緊張と疲れからか、結婚式後に計測したサイズでは、左の卵巣が１センチ大きくなってしまいました。チョコレート嚢腫はストレスがあると大きくなりやすいのです。

　妊娠出産すると、その間生理が止まるため、チョコレート嚢腫が消失する例も多いのですが、Ｙさんは出産後でも２センチありました。

　ところが、最近市のガン検診があった際、合わせて卵巣も診てもらったところ、「見当たりません」と言われ、消失していることがわかったそうです。

　「出産後もシーちゃん先生のアドバイス(甘いもの、油もの、乳製品を控える)に気を付けて生活をしていたので、養生生活を継続して消失に至ったことはとても嬉しい」とおっしゃっていました。

　私も嬉しいです！

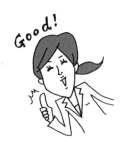

チョコレート嚢腫と妊活注意点

　今回のYさんは自然妊娠し、出産しましたが、チョコレート嚢腫がある場合、卵管采と癒着しているケースがあり妊娠に悪影響を及ぼします。卵管造影検査を行うとある程度推測はできますからぜひ検査に行ってほしいと思います。

　子宮内膜症の場合、自然妊娠にこだわらず、卵管采癒着を剝がす手術を行って体外受精、その後妊娠出産した例もあります。

　また別の方でも、体外受精を行う不妊治療施設に行ったらこの卵巣では採卵できないから手術を、と言われて手術を行い、妊娠出産した例があります。

　チョコレート嚢腫がある、子宮内膜症があるという人は、早い段階で、不妊治療を行う専門クリニックで詳しい検査を一通り行いましょう。

　チョコレート嚢腫の場合、卵巣を削るため手術後AMHが低く出る可能性が高くなります。事前にAMHを計測し、総合的な検査結果を持って専門医と相談してみてください。

　手術を行い、癒着を剝がすことで妊娠率が大幅に上がるケースも多いようです。手術をしたくないということにこだわらず、ぜひ積極的に動いて問題に取り組んでほしいと思います。

/ case 7 /
チョコレート嚢腫で腹腔鏡手術を
実施。体外受精にて妊娠・出産

Sさん（来店当時28歳）

2004年の症例です。私も独立したばかりの頃なので、体調チェックシートもなかったのですが、とても大事な症例だと思うので皆さんにご紹介したいと思います。

Sさんからはチョコレート嚢腫と妊娠相談を受けました。

チョコレート嚢腫は来店時4.5センチから漢方と養生で3.5センチと若干サイズダウンしたのですが、妊娠には至りませんでした。

最初は自然妊娠を狙ってタイミングをはかって通院していました。卵を育てるためにホルモン剤点鼻薬を行ったときに卵巣がかなりの大きさに腫れてしまったため、腹腔鏡手術を行ったほうが良いという判断になり、腹腔鏡手術を実施しました。

32歳のときです。手術を行ってみたところ、左卵管が蛇のようにぐるぐるととぐろをまいている状態で、卵管采と卵巣も癒着していました。

左は卵巣から卵管采を剥がし、左卵管はすべて切除しました。チョコレート嚢腫がある左卵巣を3分の2切除。その影響もあり、AMHは急激に減少し40代の数値になりました。右も癒着があったためそれを剥がし、右の卵管は通水したところ通ったため残しました。

左卵管采は癒着し、卵管もまっすぐではない状態でさらに右

卵管も癒着があり、剝がす必要がある状態だった。そう聞けば、自然妊娠はかなり難しい現状であったとわかります。

　しかしこれらの情報は手術をしてみなければわからなかったことなのです。来店理由が、漢方相談であったとしても、漢方を飲んで手術しなくても良い状態にしたいとおっしゃったとしても、子宮内膜症やチョコレート嚢腫があったときには状況を勘案して手術の必要性をお話しすることがとても大切だと痛感しました。

　その後、Sさんはリュープリン（ホルモン剤）で3か月生理を止めて卵巣をお休みさせました。タイミング療法を2、3回行い、人工授精も2回トライしましたが妊娠しないので、体外受精に挑みます。

　遠方まで宿泊施設を予約しながらの通院でした。1回目の採卵で5個取れて、2個が胚盤胞になりました。1つ目は新鮮胚移植を行いましたが陰性。残りの1つは凍結しました。

　内膜の状態など体を整えて準備し、凍結胚盤胞を移植したところ妊娠、そのまま出産となりました。35歳のときです。前からあった子宮筋腫は第一子出産後に消滅しているとのこと。

　第二子は最初から体外と顕微授精を行うつもりで準備。37歳のときです。上の子がいるため遠方への通院は難しく、治療のために実家に戻り、実家近くの病院に通院しました。

　最初から、治療は1回だけと決めて実施。第一子のときの新鮮胚移植が陰性だった過去があるので、新しい治療施設でも新鮮胚移植ではなく、一旦採卵したものは凍結してほしいとお願いしました。

　1回目の採卵は6個取れて、3個受精。2個が胚盤胞まで育ち、一人目の不妊治療の結果を受けて、はじめから凍結胚移植を希

望し無事妊娠、そのまま出産となりました。

　実家から自宅まで遠方でしたが、長距離移動はダメだと念を押したので、しばらく実家で子どもと20時には寝てしまうような生活で、大人しく過ごしていたそうです。それも良かったと思うとご本人からお話しいただきました。

　子宮内膜症があると（チョコレート嚢腫は子宮内膜症の一種です）、いろいろなところが癒着している可能性があり、それはエコーだけで探し当てるのは難しいのです。手術してみないと、左卵管が複雑に癒着していることはわからなかったと思います。

　2004年のこの症例を経験してからは、「チョコレート嚢腫の手術はしたくないけれど妊娠したい」というご相談のときに、今回のSさんやcase6のYさんのように30歳前後の年齢の場合は、まずは自然妊娠を目指してみる。

　けれど、半年〜1年経過しても反応がない場合や、相談者の卵巣が大きめで高齢になっているときなどには、体外受精の施設で詳しく検査を行い、先生が手術をすすめるとおっしゃった場合はぜひ手術してほしいとお話ししています。

　Sさんから皆さんへメッセージをいただいています。
「妊娠前から妊娠中、出産まで、そして出産後をも通してシーちゃん先生のお話から生活を見直したことが、人生を変えたと言っても過言ではありません。先生のつちかってきたノウハウがより多くの悩みを抱える方の救いになりますよう、願っています」

　昔のカルテを読み返して、当時のことをしみじみと思い出しました。久しぶりに電話を入れたのですが快く対応してくださいました。Sさん、ご登場ありがとうございました。

Chapter 3　　　　　　　　　　Shiechan's method

第 3 章
──
1度も妊娠
──
したことがない！
──
それって着床不全かも
──
しれません

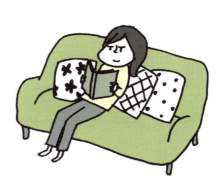

基礎体温がキレイで
養生で体が整っているのに妊娠しない

　私が着床不全に出会ったのはつい最近なのです。3年くらいになるでしょうか。

　ご相談にいらっしゃる女性のほとんどに多くの体調不良が見られます。体調チェックシートはチェックだらけです。妊娠対策をする前に、病人状態を何とかしないといけない感じです。

　まずは元気いっぱいにすることを目標に、不定愁訴に一つ一つ対応して減らしていきます。養生生活にきちんと取り組むと基礎体温もそれなりに整ってきます。だいたいそうなると治療もうまくいって、自然妊娠にも至ることも多いのです。

　しかし、元気いっぱいになって、基礎体温が見本のようにキレイに仕上がっているのに妊娠しない人がいるのです。あれだけ元気いっぱいになったのに、これだけ基礎体温がキレイなのに、妊娠しても流産する人がいる。

　どうして？　なぜなの？と疑問に思いながら、何か解決策はないかと思案していたところ、妊活を始めて一度も妊娠検査薬で陽性が出たことがないなどというときに行う、着床しない原因を検査する「着床不全検査」というものが存在することをお客様に教えていただいたのです。

　人工授精を繰り返しても着床しない場合、子宮の奇形、子宮内膜ポリープや粘膜下子宮筋腫、子宮内の血流状況の把握など、子宮内の環境に問題がないか調べる検査と、血液検査で血栓ができやすいかどうかなどを調べます。

　また、妊娠した場合でも、これだけ元気になって基礎体温もキレイだから無事に出産までいくだろうと踏んでいたのに、流

産してしまう例があり、それで「着床不全」「不育症」を検査すると異常が見つかるのです。「着床不全」も「不育症」も検査方法や項目は同じです。結果によって対応が異なります。

自然流産は病的なものではなく、胎児の染色体異常などで自然淘汰が起きているのですが、何度も流産する、一度も妊娠したことがないという方は検査をおすすめします。

不育症は、感染症、子宮形態、甲状腺、染色体など、さまざまな要因が考えられます。また検査をしても、はっきりと原因がわからないこともあります。

かなり高齢になってから私にすすめられて検査に行くと、異常が見つかることもありました。40代妊活女性は、流産が続いても「胚が老化している」「卵が老化しているから仕方がない」という説明になりますし、そう考えることに異論はないのですが、どうやら胚だけの原因で流産するというわけではなさそうなのです。

そして、私のところへ相談にいらした方のなかでも、「着床不全」や「不育症」が見つかって投薬・治療を行ったところ、妊娠したケースが多いのです。

元気いっぱい、そして基礎体温もキレイ。体の準備ができている女性は、投薬対応を行ったのち比較的早い段階で妊娠に至り、無事出産されます。

私の信頼するウィメンズクリニックにお客様をご紹介するようになってから半年くらい経過すると、私自身が基礎体温を見ていて着床不全・不育症かもしれない兆候が何となくわかるようになりました。

基礎体温を見て、私なりに気づいたそのポイントをここでご紹介したいと思います。

基礎体温Check! 1

比較的健康で基礎体温もキレイなのに
Yさん（40歳）の場合

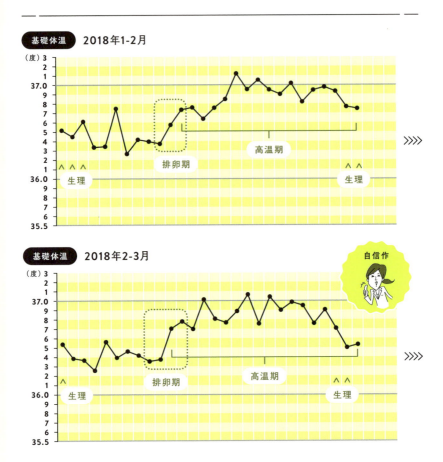

排卵期の立ち上がりは一見、二段上がりのように見えますが一日で4分上がっている箇所があるので40代にしては良いほうの基礎体温だと思います。今まで一度も陽性反応が出たことがないということで違和感があり検査をおすすめしたところ、投薬となりました。

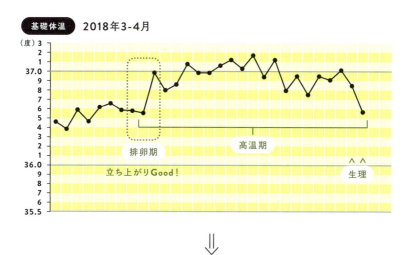

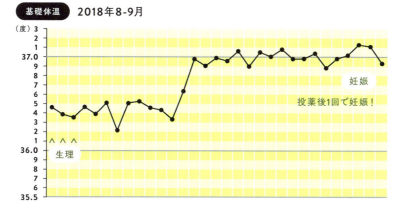

体外受精なのでホルモン補充はありますが、排卵期の勢いがあります。2日で上がって、高温期も安定的です。投薬後、初の体外受精トライで妊娠、現在妊娠継続中です。

基礎体温Check! 2
自信が持てる基礎体温なのに体外受精2回撃沈
Oさん（39歳）の場合

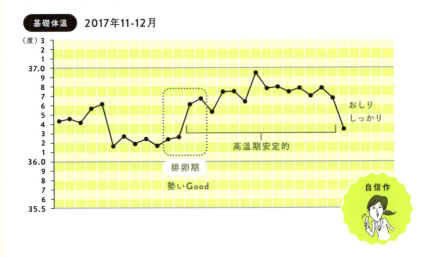

養生をしてからかなり基礎体温が整って、自信作といえる仕上がりになっていたのに、なかなか自然妊娠しません。Oさんは36歳で結婚。ずっと避妊していなかったのに妊娠せず、チョコレート嚢腫もあったため、体外受精のほうがいいと思うとお伝えしました。ところが体外受精2回も撃沈。多大なる違和感があり検査をおすすめしました。

Oさんは東北地方にお住まいのため、なかなかすぐにというわけにいきませんでしたが、渋るOさんを説得して私の信頼するウィメンズクリニックを受診してもらったところ投薬となりました。チョコレート嚢腫や子宮内膜症など、子宮内の血流が悪いことによる疾患があると、異常が見つかりやすいのです。

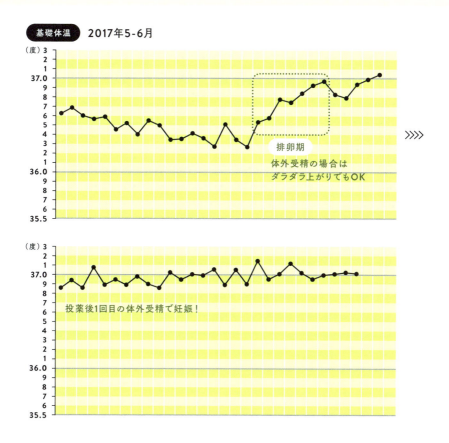

血が固まりやすく、子宮内の血流が悪いので、着床できないのではないか、という診断で投薬が始まったOさん。もともと基礎体温もキレイですし、上の図のように高温期もとても安定していました。

投薬後、1回目の体外受精で妊娠。39歳で私のところへ相談にいらしたOさんも妊娠時には40歳になっていました。2019年2月上旬、3000グラムを超える女の子を出産したとご報告をいただきました。Oさん、おめでとうございます！

基礎体温 Check! 3

これだけ整った基礎体温でなぜ化学流産?
Yさん（36歳）の場合

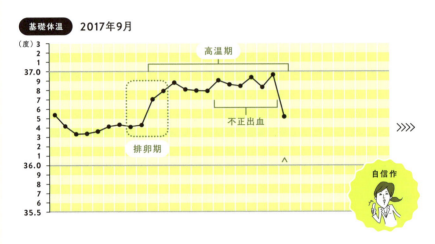

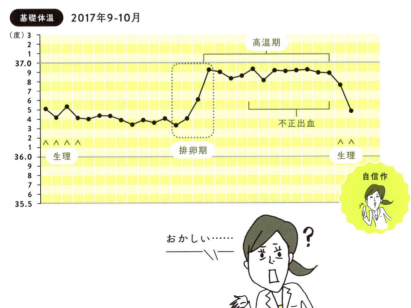

高温期の立ち上がりはすっとキレイ。高温期は安定的で申し分ありません。高温期の途中から出血が始まります。化学流産のような高温期が15日目16日目まで継続することが何度か続いています。化学流産とは、妊娠検査薬で陽性が出たのに、その後の超音波検査で胎嚢が確認できず、妊娠が成立しなかったことをいいます。生理のような出血がある以外は、自覚症状がないのが特徴です。

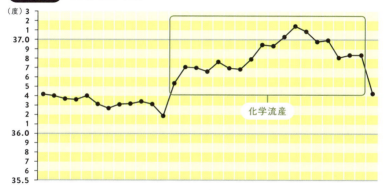

化学流産のような高温期が18日まで持続。お手本のようにキレイな基礎体温なのに何度も化学流産するのはおかしいと思い、クリニックを受診してもらい、投薬が始まりました。

妊娠検査薬はあまり早く使わないほうがいい、がっかりしてしまうから生理予定日の1週間後に、と言われることが多いのですが、私は早めに使っていいと思っています。なぜなら、妊娠検査薬で陽性なのに妊娠が成立しないことが何度もあれば、異常を発見できるかもしれないからです。

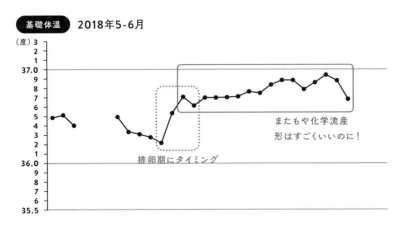

お薬を服用しつつタイミングをとりました。自然妊娠し、17日目まで高温期が持続したのに、またしても化学流産。

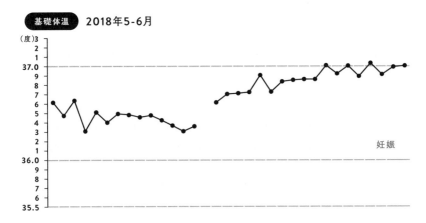

投薬後の体外受精にて妊娠し、2019年3月無事出産されました！ おめでとうございます！

着床不全や不育症が見つかるケース

私が着床不全と不育症を念頭においてする質問があります。

遺伝的リスク因子

❶自分の母親、祖母に流産経験がある。または流産経験が複数回ある。

❷両親、祖母、親戚に脳梗塞、クモ膜下出血、高血圧など血栓ができやすい体質の人がいる。

❸近しい身内に早産経験がいる。

流産の状態

❶心拍確認まで順調だったのに急に成長が止まった。

❷妊娠初期に血腫ができていた。

第二子不妊の場合

❶第一子出産時に早産、切迫早産になった。血腫ができていた。

❷第一子出産時40週近くおなかの中にいたのに、2500グラム以下など小さく産まれた。

❸第一子はハネムーンベイビーや避妊解禁後比較的すぐに妊娠したのに、第二子はなかなかできず数年にわたって妊活している。ステップアップをしても結果が出ない。人工授精もまったく反応が出ない。やっと妊娠しても流産する。

以上のケースが私自身ヒアリングで気にするポイントです。

　一人目がすんなりできたから二人目もすんなりできるわけではありません。先日も第二子不妊で6年できず、人工授精を何度も行っているという方がいらっしゃいました。一人目はハネムーンベイビー。そして40週までおなかの中にいたのに2500グラムくらいで小さく産まれたことから、ウイメンズクリニックの受診をおすすめしたところ、投薬が開始されました。

　もっと早く見つかっていたら……と思うのですが、まだまだ着床不全、不育症については一般的に広まっていませんし、この分野に関しては懐疑的なことを発言する治療者もいます。「検査に行こうと思っているのですが」と担当医に相談しても「意味はない」「必要ない」と言われることもあるのです。

　最近は晩婚です。40歳前後で結婚して3年間治療して結果が出ずに43歳後半に着床不全や不育症が見つかる。そんなケースもあるのです。見つかるなら年齢の若いうちのほうがいい。40歳で結婚したら40歳のうちに見つかったほうがいいですよ。

　ですから40代で妊活して、3か月くらいでできなければステップアップする前に検査に行ってもいいと思うのです。

　40代で流産すると胚や卵が老化しているのが原因だと言われますし、私もそのあたりは理解しています。40代の流産率は80％とも言われていますからね。ですが、「あれ？　おかしいな」と思って検査をすすめると、着床不全や不育症検査で異常が見つかる人があとからあとから出てくるのです。

　晩婚であればブライダルチェックを兼ねて最初から検査に行くのもありです。

case 8
なんとステップダウンの 自然妊娠！

Rさん（37歳）

　Rさんの職業は学校の先生です。

　実は教師の不妊はとても多いのです。立ちっぱなしで授業を行うため、気が不足しやすいからです。立ちっぱなしの時間が長く、内臓を支えるため気が消耗して疲れやすく、胃腸虚弱に陥りやすいのです。

　Rさんも、体調チェックではやはり気の項目、胃腸の項目にチェックがついていました。

　結婚した当初から、忙しくて、仕事から帰ってくると疲れて寝てしまい、ごはんの用意はできなかったというRさん。ほとんど毎日、お惣菜や、お弁当を買ってきて食べていたそうです。バランスなどはまったく考えず、とりあえずおなかが満たされればいいと、ひどいときは夜ごはんをポテトチップで済ませるという食生活に加え、忙しいときは、就寝時間も夜中の2時、3時だったそうです。

　36歳から人工授精を視野に入れ、卵管造影検査とMRI検査を受診。卵管は完全には詰まっていなかったものの、医師からは体外受精をすすめられます。体外受精にトライしましたが、心拍確認後に流産してしまい、検索をかけたら私にたどり着いたのだそうです。

　私のブログを読んで養生を始めた彼女は、職場の上司に相談し担任を外してもらいました。

● 養生前の基礎体温

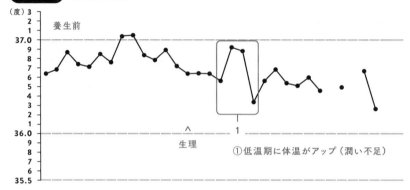

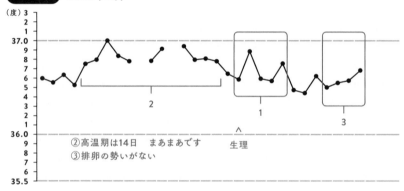

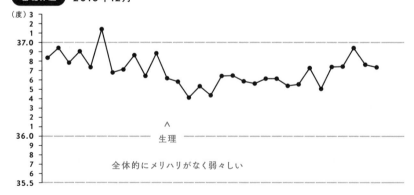

今までの経緯　治療歴

- 33歳 ……………… 結婚。
- 35歳9月 ……………… 不妊相談へ。ホルモン検査、精子検査ともに異常なし。2〜3回タイミング。
- 36歳4月 ……………… 卵管造影検査で右の卵管が詰まっている可能性ありと言われる。左卵巣嚢腫あり（28歳から）。人工授精も視野に。
- 36歳12月 ……………… 鍼灸院へ通い始める。
- 37歳2月 ……………… 体外受精。採卵9個のうち4個受精。3個胚盤胞、1つ初期。1個戻すもダメだった。
- 37歳4月 ……………… 凍結胚盤胞移植、妊娠成立。心拍確認するも8週で流産。

飲食内容

朝	冷しゃぶ／サラダ／煮びたし／納豆／のり／みそ汁
昼	サラダ／チキン／焼きそば
夜	冷しゃぶ／サラダ／煮びたし／みそ汁

Shiechan's Advice

食事がワンパターンなのは疲労困憊で疲れ切っているからでしょう。歯ぎしりがあるなど、メンタルのところにチェックがつくのでストレス対応をおすすめしました。立ちっぱなしは妊娠するための昇清（p80）が不足します。疲れ果ててしまわないよう、授業もなるべく座って行うようアドバイスしました。

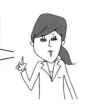

check sheet

体調チェックシート該当項目

陰陽・寒熱・二便・汗
- 足の冷えを感じやすい。
- 寝るときは足の裏が火照る。
- 睡眠中トイレに起きる。
- 人より汗をかきやすい。

気虚
- 疲れやすく体力がないほうだと思う。
- いつも眠い。
- やる気が起きなくなることがある。

瘀血
- 身体のどこかにチクチクして固定した痛みがある。

心
- 読書や仕事などに集中できない。
- 人名や地名が突然出てこなくなる。
- そわそわして落ち着かないことがある。

腎
- 腰痛がある。
- 足がだるくなる。
- 聞こえにくい。

脾
- 油ものを食べるともたれる。
- 胃痛、腹痛がある。
- 食後、眠くなる。
- 胃下垂などの内臓下垂がある。
- いつの間にかアザができている。
- 口臭を感じる。
- 口内炎ができやすい。

胆
- 初めての環境に慣れるまで時間がかかる。
- マイナス思考になりがち。
- 肩こりや首こりがある。
- 頭痛がある。

肝
- 目の周りの筋肉がピクピクする。
- シコリが首筋にできる。
- 緊張しやすい。
- 気分にムラがある。
- 歯ぎしりやくいしばりがある。
- 立ちくらみがある。
- めまいがある。

月経
- 排卵痛がある。
- 生理前に眠さがある。
- 生理前に頭痛がある。
- 生理時、小さな塊がある。

養生開始

2017年7月 ……………… 37歳4か月、漢方服用開始。
養生スタート。

2017年8月 ……………… 頭痛、排卵痛がなくなった。

2017年11月 ……………… 不育症のクリニックを受診し、
血液が悪く血栓ができやすいという診断。
投薬が始まる。

2017年12月 ……………… 投薬後初のダメ元タイミング1回目で
まさかの自然妊娠。

2018年1月 ……………… 心拍確認。

2018年2月 ……………… 12週。

2018年8月 ……………… 無事出産。

● 養生後の食事例

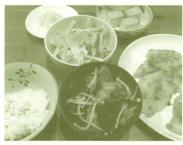
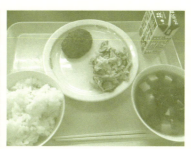
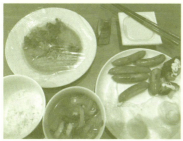

食事をチェックしますから、
写真を送ってくださいとお伝えする。
バランスよく召し上がっていました。

● 養生後の基礎体温

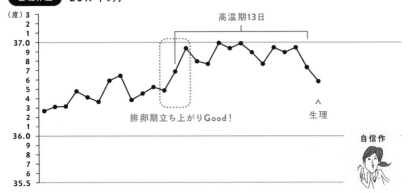

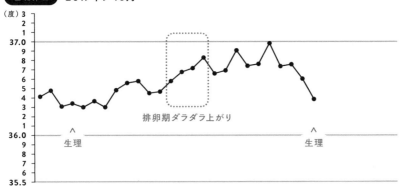

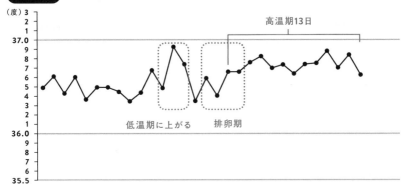

● 妊娠時の基礎体温

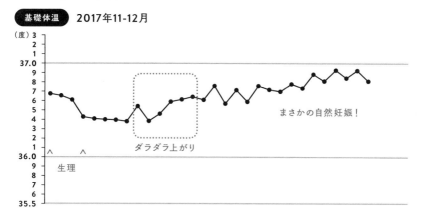

　排卵期、ダラダラ上がりでの妊娠なので、「ギリギリ妊娠です」と職場に伝え、そのまま休職に。

振り返って

　養生を始めた彼女は、4時に起きて夕食を1品つくり、土日に1週間分の作り置きをしていました。就寝時間は23時から21時へ早めたものの、立ち仕事がやはり負担だったようで基礎体温に変化が見られませんでした。そこで、19時30分に就寝へとさらに早めてもらいました。

　仕事柄、オフィスワークより気の消耗が激しいため、気の温存、省エネ生活を心がけていただき、友人と会う回数も減らし遠方への外出もやめていたそうです。

　Rさんは体外受精の治療を再開する前に、念には念を入れてということで着床不全、不育症検査施設を受診しました。結果

は血流が悪い、血栓ができやすいということで投薬となりました。

「このタイプは妊娠初期に悪さをするタイプだから、もしかして最初の流産はこのことが原因だったかもしれないね」と医師から言われ「この投薬で次こそは妊娠出産できるかも！」と希望を持ったそうです。

　投薬が始まった、次のタイミングで妊娠。体外受精でもうまくいかなかったのに、なんとステップダウンでの自然妊娠です！　Rさんは言います。

「妊娠したときはウソか！と思いました。同僚にどう思われようとも定時で帰るんだと心を鬼にして17時30に帰宅。週末に1週間分作り置きしておいたものを夕方温めて食べて、お風呂に入りすぐに寝る養生生活を送りました。」

　料理がつくれないくらい疲れていたRさんでしたが、生活を変えて体力温存し、結果につなげました。

　Rさんのように、仕事をしながら妊活しているときは、お仕事が忙しいときとそうでないときとで基礎体温の形に差が出てしまうことは仕方がないと、割り切っていきましょう。

　例えば156ページの9月の基礎体温はとても良い仕上がりです。立ち上がりも勢いがあって、働いていることを考慮すれば、ほぼ自信作の形です。

　休めるときに体を整えて基礎体温のお手入れをする。養生して、疲れ方が改善してくるなど「元気さ」を感じられると、数か月に一度くらい、排卵期の勢いが出てきたり、高温期が13日〜14日しっかり続いたりと形の改善がみられるようになります。Rさんでいうと9月と10−11月の図の形です。

　そうなったら、ダメ元でもいいのでタイミングでトライして

みましょう。排卵期がダラダラ上がりなら、排卵期のエネルギー不足の可能性を考慮し、体外受精も視野にいれて対策していきましょう。

　彼女はウイメンズクリニックの結果を上司に報告していました。「妊娠したらすぐに仕事を休んでよい」と、理解ある配慮をしていただいたので、妊娠後すぐに休暇に入りました。
　Rさんは内臓下垂があり、気の不足と消耗などを考慮すると、妊娠してすぐに仕事を休んだことも無事出産に至った大きな要因だったと思います。
　教師で、さらに持って生まれた体質に気の不足が重なると、妊娠後頸管長が短くなりやすいのです。それでも押して仕事を継続すると流産してしまいます。
　そんな例も多く見てきました。それだけに今回の無事出産は本当に嬉しい！　Rさん、おめでとうございました。

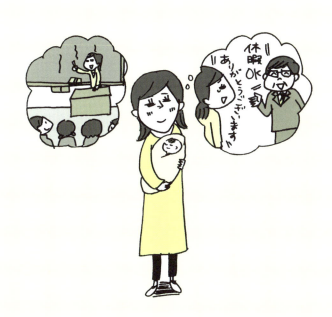

ブロガー体験談　5

シーちゃん先生から「おかしいね」の指摘で不育症検査。服薬後、初めての体外受精で妊娠！

ゆうゆうさん（36歳）

2016年末に稽留流産を経験。訪問看護の看護師としてフルタイムで働いていたが勤務形態を見直すなどして養生生活を続け、基礎体温だけでなくAMHも改善。不育検査の結果、12因子活性に問題ありとの診断で服薬。2018年6月に体外受精で妊娠し、2019年3月女児を出産。

流産をきっかけに漢方と鍼灸に通い、体重を増やすために栄養ある食事を意識するなど体質改善に取り組んできました。でも、シーちゃんメソッドの「早寝」「疲れさせない」というのはまったくの盲点。すぐに生活を見直しました。

その後、ブログのメッセージを通じてアドバイスをいただき、その的確な助言に、通っていた漢方から切り替えて、シーちゃん先生の漢方サロン「アクシスアン」でカウンセリングを受けることにしました。

先生からは、交感神経をフルに働かせて奮い立たせてやれているだけで、自分の本当の体力に気づけていない、とバシッと言われました。

私は訪問看護の看護師をしていて、仕事が大好き。体力には自信があったつもりですが、疲れを「やりがい」にすり替えて、知らんぷりして無理を続けていただけだったのです。

そこで、負担を減らすために、仕事を非常勤に変え、出勤日数を減らしたのですが、それでも問題として残ったのが通勤時間でした。実は私、片道1時間半かけて職場へ通っていて、これにはシーちゃん先生から「論外！」と言われていたのです。

でも、仕事は辞めたくない。悩んだ末、仕事のときは職場近くのホテルに宿泊することにしました。すると、たった2か月間で基礎体温が劇的に変化。しかも、養生前0.88しか

なかったAMHが2.75にまで改善していました。

不育検査を受けたのも、シーちゃん先生の指摘からでした。「体はできてきているのにおかしいね」って。

そこで、ある病院で検査をすると、ばっちり「不育症」との診断。妊娠したら自己注射と内服薬を出すので、再来院してくださいとのことでした。

遠方の病院だったので通院は大きな負担になります。また、私は「自宅で生きる力を引き出す」という医療をしてきたので、過剰医療にはアンチの立場でした。注射は血栓をできにくくする一方、出血しやすくなるリスクもあります。

そこで、セカンドオピニオンとして別のクリニックを受診したんです。

検査結果に大差はないものの、診断基準の違いから、問題ありと判断されるものが一項目。自己注射は不要で、薬を一種類、処方されました。

それからは、クリニックで処方された薬を飲みつつ、シーちゃん先生のカウンセリングを受けつつの養生生活。2018年3月から3周期、タイミングをとったのですが叶わず。でも、その次の周期で「1回だけ試しに！」とトライした初めての体外受精で妊娠することができたんです。

ただ、シーちゃん先生には体のコンディションが崩れているから仕切り直すよう言われていたのを、ノリと勢いで押し切った形で。その後も体調面でいろいろあって、先生からは「スッカラカン妊娠」と言われてまして……子どもが生まれた今、エネルギーが足りていないことをしっかりと自覚しながら暮らす日々です。

私、シーちゃん先生の最初のカウンセリングで、「気」が不足していると言われたんです。確かに幼い頃から自分が頑張らなきゃ、しっかりしなきゃってずっと気持ちを張りつめてきた。

でも、妊活を通じて、そんなに頑張らなくても、人を頼って「ありがとう」って言えばいいんだって考えられるようになったんです。

養生って、養って生きるって書きますよね。自分自身を養って大事に生きる。不妊で悩んでいる方の中には、昔の私のように頑張りすぎる方が多いのではないでしょうか。でも、今までの"頑張ってきた貯金"があります。その分、甘えちゃっていい。自分をラクにしてあげると、いい結果につながると思います。

ブロガー体験談 6

体外受精撃沈後、シーちゃんメソッドに出会い、体調だけでなく、メンタルも劇的に変化。養生していなければ、赤ちゃんに会えないどころか離婚していたかも……

とにいさん（30歳）

小児科の看護師。妊活を始めたのは20代。仕事をパートタイムに変えつつ、シーちゃんメソッドを実践して慢性的な疲労を回復。体をつくり込む中で、たまたま受けた不育検査で着床不全との診断を受ける。服薬をスタートし、満を持しての凍結胚移植で妊娠。2019年3月男児を出産。

26歳で結婚し、すぐに不妊治療をスタート。

タイミングを4回、人工授精を5回やってもダメ。初期胚移植をしてもダメ。2017年秋に凍結胚移植にトライしたのですがダメ。

シーちゃん先生のことを知ったのは、そんな気持ち的に落ち込んでいる時期でした。

すでに、ミトコンドリアや葉酸などのサプリに、ヨガやリンパマッサージ、漢方に鍼灸など、妊活にいいと言われていることはほぼ試しました。でも、シーちゃん先生の3箇条はすべて初耳です。ブログを読んだ瞬間に、「これだ！」と思ったんです。

それからは、周りが見えなくなるくらいハマりました。とにかく、目に見えて自分が変わっていくんです。肌質が良くなり、生理痛は改善。寒さに強くなり、気付けば風邪もまったくひかなくなっていました。

そしてなにより、イライラや不安感が消えました。仕事をパートタイムにして少しは良くなっていたんですが、実は私、すごく怒りっぽくて。

三交代で働いていたときは、8時〜17時の日勤をこなし、家に帰ってごはんを作ってお風呂に入って、夜中の0時に出勤といった生活です。疲れたり、冷えたりすると偏頭痛がひどくなり、すぐに夫に八つ当たり。

どうにかしなくちゃと思い、カウンセリングにも通いましたが、全然、どうにもなりませんでした。

それが養生生活を始めてからは、いろいろなことを「まっ、いっか」と流せるようになった。

本当にシーちゃんメソッドがなかったら、まだ赤ちゃんと会えていないだろうし、それどころか、離婚していたかも……とすら思います。

養生生活は、入眠困難と中途覚醒があったので早寝早起きに苦労はしました。でも、シーちゃん先生がブログに書いたことを自分なりに調べ、納得して生活に取り入れていくのは、とても楽しかったんです。

養生生活を始めて3か月くらい経った頃でしょうか。かかりつけのクリニックで不育検査を受けたんです。簡易検査だけど、値段も安いしやってみようかな、程度のきっかけです。

1か月後、出た結果は「問題なし」。先生からは「今周期から移植をしていこう」とも言われました。

でも、問題なしの結果に喜ぶどころか、むしろ腑に落ちなくて。「じゃあ、なんでできないの?」という思いは拭えず、神奈川のクリニックで改めて検査をすることにしました。

そこでは、二つの項目で「問題あり」でした。先生の説明では私は不育症というより着床不全。血流が悪いと子宮内膜が薄くなり、着床しづらい状態になること。また、血栓ができやすく、胎盤を通じて赤ちゃんに酸素や栄養が行き渡らず流産しやすいといった説明も受けました。

原因がわかったことで、むしろ安心できました。薬を処方してもらい、暖かくなるのを待って、凍結胚移植をすることにしたんです。

今度こそ!という気持ちはありつつも、焦りはありませんでした。これまでの2回の移植は、「高いお金を払っているんだから、体外受精すれば妊娠できるだろう」とどこか人任せ。でも、今回は「体もつくってきたから大丈夫」、そんなふうに思えたのかもしれません。

どんな不規則でもどんなに荒れた食生活でも、妊娠できる人はできます。でも、私にはその力がありませんでした。仕事を諦めることも含め、このことを受け入れるのは大変でした。でも、大切なのは、まず体をつくること。今では、自分の選択は間違ってなかったと思えるのも嬉しいです。

男性不妊にも「シーちゃんメソッド」を

まずは食事を見直して

精子はタンパク質でできています。

精子の成績が悪い、無精子症、ED（勃起不全）、セックスレスなどが男性不妊の主な項目でしょうか。

西洋医学的に精子の状態が悪く、男性側に原因が見つかった。女性側は西洋医学的な検査では異常が見つからなかった。ならば、男性に原因があるのだから、検査結果で異常が見つからなかった私は何の努力もしなくてよい……と思ったら大間違いなのですね。

女性とともに一緒に養生したら精子の成績が改善されたという例も報告されています。

朝ごはんを食べないで出かける男性も多いのですよね。早朝5時や4時頃に家を出る旦那様も多く、奥様のほうも朝早すぎて起きられない。「寝ていていいよ」と言われたらそのままになって朝ごはんの用意がない、という話もよくうかがいます。

朝早く出かけてしまう旦那様には、朝ごはんのお弁当を用意するのはいかがでしょう。

タンパク質入りおにぎりと一口から揚げ、卵焼きとブロッコリーなど、つまんで簡単に食べられるものなどで、栄養がしっかり摂取できるものを考えて、お弁当を作って持たせ、通勤時間の道すがら召し上がっていただく。

男性は栄養に頓着しておらず、やはり、蕎麦だけ、うどんだ

け、など炭水化物だけの昼食もよく目にします。

　くり返しますが、精子はタンパク質でできています。精子の成績がよろしくない場合は、やはり炭水化物中心の食事ではなく、肉、魚、大豆、卵などのタンパク質をしっかりと召し上がっていただくよう意識してみてください。

　また、外で汗をかいて働いている男性、もともと体質的に汗っかきの男性は、汗からカルシウム、鉄などのミネラルが排出されてしまいます。体外へ排出されてしまった栄養素を加味しながら普段の食生活を組み立てていきましょう。

　カルシウムが多く含まれる小魚や亜鉛などが多く含まれる貝類などの海のものは汗をたくさんかいてお仕事する男性にはおすすめです。

　責任者や営業のノルマ、遅くまでの残業などストレスを多く抱えてうまく発散できない男性にも、活性酸素が影響してくるのです。その場合活性酸素を除去するためにビタミンCがたっぷり入ったお野菜で抗酸化させる必要があります。

　ということで献立を決める際にはしっかりと考えることも、とても大事なのですね。

男性不妊におすすめの食材

　性ホルモン活性には亜鉛が必要です。これは女性も同様ですね。抗酸化のセレン、血行促進のビタミンE、タンパク質合成の葉酸。これらの栄養素を対策として意識して摂取するとよいでしょう。

　亜鉛、セレン、ビタミンAとEを同時に含む食材はウナギです。また、牡蠣は亜鉛摂取の王道です。ただし、ウナギは油を多く含むのでお野菜と一緒に召し上がってくださいね。

鶏レバーはビタミンAや葉酸を多く含みます。葉酸は読んで字のごとく葉っぱに多く含まれます。ほうれん草、ブロッコリーなども良いですね。

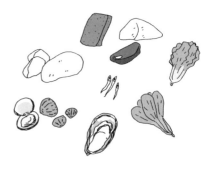

　私はウナギが大好きです。土用の丑の日だけではなく常に真空パックを冷凍貯蔵して重用しています。疲れて何もできないときにレンジで温めて、そのままごはんに載せて食べられるウナギ真空パックに何度も助けられています。翌朝元気になりますもの。先人の知恵恐るべしです。

「今までを振り返れば朝ごはんを夫婦とも食べていなかった」
「もともと朝ごはんは食べない」
　そうしたカップルに私がお話しするのは
「親になっても朝ごはんを食べないままで、子どもには朝ごはん食べなさいと言えるのか？」
「食育は親が手本を示さねばならない。幼い頃からちゃんと朝ごはんを食べる習慣をつける必要があると私は思う」
　ということです。
　朝ごはんをしっかり食べている小学生とそうでない小学生では成績に大きな開きがあったそうです。お母さんになって家族のために朝ごはん。しっかり栄養バランスを考えて作ることはとても大事なことなのです。
　できることなら夫婦で養生を実践。タンパク質多め、早く寝る、疲れさせないは男性にも有効です。精子の成績が悪く体外受精を言い渡された男性不妊カップルが、養生を始めて自然妊娠、

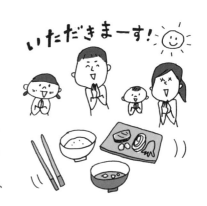

そして出産というミラクルも起きています。ぜひ取り組んでみてください。

中医学的に見た男性不妊

精子改善に補中益気湯（ほちゅうえっきとう）が有名のようですね。

男性不妊には大きく分けて二つのタイプが存在します。

「温める力が不足している男性の不妊」と「冷ます力が不足している男性の不妊」です。

温める力が不足している男性の不妊は、食事から得られるエネルギーや栄養素が足りないこと、もともとの体質が温める力の弱い冷え症の男性です。

このタイプの男性は、気持ちが鬱々として寝込みやすく、インポテンツになりやすく、性欲もありません。温める力というのは機能を支える動力のようなものです。それらが不足すると、精子をつくる能力を含む生殖器全般の機能が低下してしまいます。

陽気（温める気）を補うために体を温める食材を食べていただく。陽気を減らさないよう、普段から冷やさないよう、できれば冷え切ったビールなど、キンキンに冷えたものを飲食しないように気を付ける必要がありますね。

もう一つのタイプは冷却水不足によるものです。

そわそわ落ち着きがなくイライラしやすい性格です。冷却水が不足するとのぼせたり火照ったりするので、暑がりな傾向にあります。体が熱に傾くと精子に悪影響を及ぼします。生殖器は蒸らさず、風通しが良いほうがおすすめで、子作りのときは長い時間お風呂に入ることはあまりおすすめできません。シャワーにするようにしましょう。

case 9
ご主人の精子が97％奇形率でも自然妊娠！
女性の体づくりは大切なのです

Tさん（31歳）

　結婚3年目。もともとパニック症候群のご相談でご来店。体調が良くなってきたので妊活に移行。ご主人の精子奇形率は97％で、Tさん自身もパニック症を抱えて全身不調。体調チェックシートはほぼすべてにチェックがつく病人のような体調でした。そんな体調ではやはり妊娠しないのです。人工授精4回、顕微受精1回、すべて撃沈でした。

飲食内容

朝	パン／ヨーグルト／バナナ／ハーブティー
昼	お弁当
夜	ごはん／みそ汁／餃子／サラダ
間食	甘いものを1週間に5回　お菓子、飴など

Shiechan's Advice
パニック症候群は甘いもの摂取の多い人がなりやすい病気です。まずは口に入ってくる甘いものを食べるのを止めましょう。朝ごはんにタンパク質がありませんから食べるように。

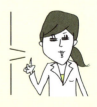

今までの経緯　治療歴

2011年6月スタート …… 当時31歳。

2012年6月 ……………… 漢方服用後1年経過。

2012年9月 ……………… クロミット服用のタイミング療法で自然妊娠！　このときのフーナーテストでは前より精子の運動率が改善しているとドクターから言われたとのこと。その後無事出産。

2014年8月 ……………… 第一子1歳2か月で第二子妊活開始。妊活の前に子育てと仕事でヘトヘトになっているのでまずはそちらの体調改善から始めたいとのこと。

2015年8月 ……………… ようやく体調がしっかりしてくるようになってきた。第二子妊活は子どもと一緒に21時寝（早ければ20時に就寝）。
残った家事は最低限であとはご主人に任せることに。

2016年8月 ……………… 自然妊娠。

2017年4月 ……………… 無事出産。

振り返って

　パニック症を抱えながら仕事をこなし妊活もする。31歳から始めた体づくりですが、1年以上妊娠までかかりましたし、その間の治療は撃沈続きでした。多くの不妊女性が体調不良なのです。そして体調が上向いて元気になってきたとおっしゃると妊娠する。男性不妊のTさんも同じでした。男性が原因だからといっても女性が元気いっぱいになることが必要なのです。

case10

着床不全に加え、
ご主人の正常精子が0.5％！
養生と人工授精で無事出産

Bさん（35歳）

　2回目のタイミングで妊娠後流産。2016年11月のことでした。流産したことで気持ちが不安定になり、暴飲暴食などで生活が乱れていました。ご主人との関係も悪化し、このまま仕事を続けていく自信がなくなり、2017年4月に休職を決めました。

　妊活を再開し、人工授精を行うも陰性。2017年11月頃、養生生活開始。その後検査で着床不全と抗核抗体が見つかります。

今までの経緯　治療歴

32歳6月 ……………… 結婚。

　　10月 ……………… 妊活開始。不妊検査、鍼灸開始。

　　11月 ……………… 2回目のタイミングで妊娠。
　　　　　　　　　　　心拍確認後8週で流産。

34歳3月 ……………… 妊活再開。TSH1.47、AMH2.46。

　3月〜8月 ………… 排卵のタイミングで射精できず。

　　9月 ……………… 卵管造影検査異常なし。

　9月〜10月 ……… 卵胞育たずピル服用。
　　　　　　　　　　生理5日目からクロミッド服用。

　　11月 ……………… 人工授精陰性。
　　　　　　　　　　血液検査。フェリチン24.8、亜鉛65
　　　　　　　　　　抗核抗体320倍。

check sheet

体調チェックシート該当項目

寒熱・陰陽
- 足とお腹に冷えを感じやすい。
- 口やのどが渇く。

二便
- 便通は毎食後1回。

睡眠
- 寝付きが悪い。
- 眠りが浅い。
- 夢をよく見る。内容を覚えている。

気虚
- 疲れやすく体力がない。
- やる気が起きなくなる。
- 悩みの症状は疲れると悪化する。

水滞
- 風邪をひいていないのに痰が絡むことがある。
- 雨の日に症状が重くなったり、体がだるくなったりする。

心
- あまり外に出たくない。
- いつも眠い。
- 漠然と不安感がある。
- そわそわイライラして眠れなくなるし落ち着かない。

肺
- 唇が乾きやすい、肌が乾燥しやすい。
- のどが腫れやすい。

腎
- 腰痛がある。
- 呼吸が浅くなることがある。

脾
- おいしく食事ができない。
- もたれ感がありおなかが空っぽな感じがしない。
- 食後、眠くなる。
- いつの間にかアザができている。
- ストレスで食欲が落ちたり、出すぎたりする。

胆
- 心配性。

肝
- 肩こりや首こりがある。
- 目が疲れやすい。
- 目がショボショボしたりドライアイがある。
- ストレスを溜めやすい。
- 気分にムラがある。
- ストレスや環境変化によって食欲にムラがある。
- イライラしやすい。
- 怒りっぽく怒りが爆発する。
- せっかちである。

月経
- 排卵痛がある。
- 生理前精神的に不安定になる。
- 生理前は眠さ、だるさがある。
- 生理中痛みがある。ギュー、チクチク両方の痛み。温めるとラクになる。

飲食内容

朝	ハッシュドビーフ／ ほうれん草のソテー目玉焼きのせ
昼	真鯛の塩焼き／魚肉ソーセージ 小松菜のみそ汁／ブロッコリーサラダ
夜	白身魚のアクアパッツァ／ 鶏手羽とキャベツのぐずぐずスープ
間食	ちくわ／魚肉ソーセージ

Memo

これまでは生理前になるとポテトチップやマックのハッピーセット、ハーゲンダッツのアイスなどが食べたくなり、生理前やストレスが溜まったときによく食べていました。

Shiechan's Advice

気分のムラができやすい性格でした。ご主人が養生生活に耳をかさず、まったく言うことを聞いてくれないと嘆いていたので、ご主人に目くじら立てず、流すように、精神安定が大事です、とお話ししました。

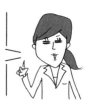

養生開始

2017年12月	服用開始。
2018年1月	ほとんどイライラ、もやもやしなくなった。それらの感情を我慢できるようになった。寝付きがよくなった。
2018年3月	ウイメンズクリニックで異常あり。精液検査を兼ねて人工授精を行う。正常精子がかなり少なく、1％以下の成績で、体外受精になりそうな雰囲気だ。
2018年3月	人工授精、陽性反応が出た。
2018年11月	無事出産。

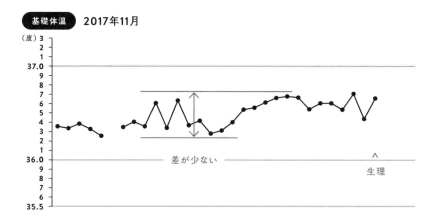

養生スタート時の基礎体温はペチャっとしていて高低差があまりない。気が不足している。

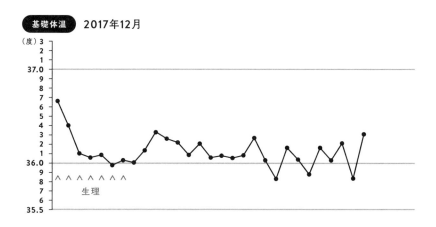

低温期がダラダラと続く。卵を作るのが遅く、排卵に勢いがない。

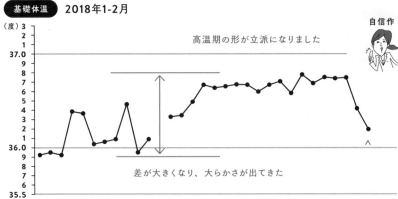

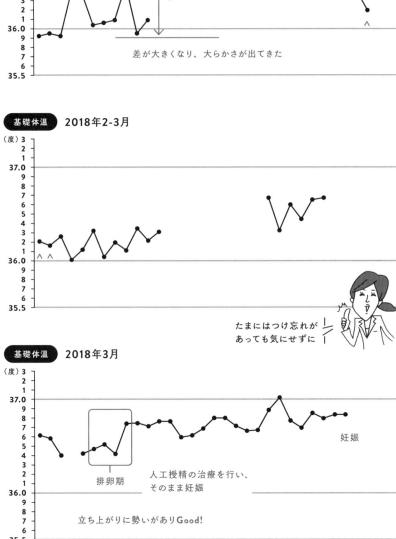

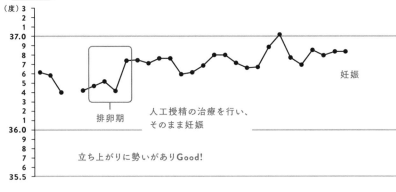

振り返って

　彼女は肝（ストレスを受け止めるところ）にチェックがよくついていました。ご主人は、養生生活についての話に聞く耳をもたないようで、夜遅く帰宅しバランスの良い食事を提供しても食べないこともしばしば。決して妊活に協力的なご主人ではありませんでした。そこにイライラを募らせていた彼女。

　ご主人について言いたいことはたくさんありましたし、いくらでもごちゃごちゃと文句を言うことはできますが、それではストレスで活性酸素が出てしまうと思う、と伝えました。

　非協力的なご主人と真っ向対立せず、「人工授精したいからお願い協力して」と下手に出て、実はいやがってやろうとしない精子検査を実施するために人工授精を行ったそうです。精子の結果はとても悪かったのですが、奇跡の妊娠、出産です。

　精子の成績が悪ければ女性は何の養生もしなくていいのかというとそうではないのです。0.5％しか正常精子が見当たらないこちらのケースでも人工授精で妊娠し出産することができました。男性不妊だから私は関係ないと思わず、女性側の体づくりも万全にしておきましょう。Bさんは、妊活に良いと耳にしたものは、ありとあらゆるものに取り組んだと言います。
「よもぎ蒸し、針治療、ヒプノセラピー、パワースポット、子宝授け参り。セラピーやお参りに行けば気持ちはすっきりするし、温めたり、筋肉刺激をすれば一時的に症状が緩和したように思うけれど、妊娠にはつながりませんでした。やはり、栄養で満たされた上で、十分な休息をとる。これが根っこになって体の基礎が整い、妊娠出産につながるように思います。」

　この言葉をうかがったときには嬉しくて胸がジーンとしました。出産本当におめでとう！

男性不妊でも男性を責めないで

　タイミングが取れない場合は無理強いせず、まずは「シリンジ法」を。

　シリンジ法をご存じでしょうか。

　性行為が難しいときに下のイラストのような器具を使い、精液を紙コップに採取し、それをシリコンをつけた注射器で吸い上げて女性の体内へ注入する方法です。

　昨今の男性は精神的ストレス、肉体的ストレスを抱えていて性欲がまったくわかなくなってしまったというご主人も少なくありません。

　疲れている、時間がないなど、タイミングをとりたくても行為が難しい場合、この方法を用います。女性側からの提案の方法にもコツがいるのですが、傷つけないように導入提案を行いましょう。

　具体的にシリンジ器具の画像を提示して、目視しながら説明するのがポイントです。

● 一般的なシリンジのセット

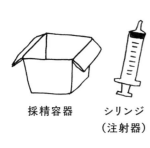

採精容器　　シリンジ　　カテーテル
　　　　　（注射器）

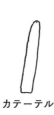

シリンジにカテーテルをつけます。採精容器に出してもらった精液をシリンジで吸い上げて、カテーテルを膣内に挿入し、精液を注入します。

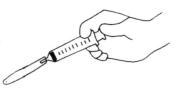

176

「最近とっても疲れているみたいだからタイミング取るのが大変そう。こんな方法があるのだけどちょっと見てみて。紙コップに精液を採取してそれをこの器具で体内に戻すのよ。これで妊娠するケースもかなりあるみたい。どう？　これなら朝起きたときとかできそう？」

こんな風に提案してみましょう。

大事なのは女性の体です

男性に原因があるとわかると、男性はとても大きなショックを受けます。男としての存在を否定されたような気持ちになるそうです。どんどん落ち込んでしまい、「自分のせいで妊娠させてあげられないから離婚したい」とまでなってしまうことも。

でも、先ほどのTさんの例のようにご主人の精子の奇形率が高くても、女性の体をしっかりつくることで自然妊娠することもあるのです。たとえ精子に問題があって顕微授精になったとしても、受精卵が着床するのは女性の体なのです。若いときに撃沈しても、40代で養生をして授かった方もいます。

何度も言いますが、気血水の状態は西洋的な検査では出てきません。ご主人を責めてご主人がEDになってしまったり、仲が悪くなってしまっては本末転倒です。

女性の養生と食生活が何より大切。そのとき男性も一緒に養生につきあってくれればなお良しです。

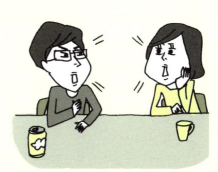

タダ乗り 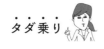 ブロガー体験談　7

もともと不妊治療には非協力的で、淡泊な主人。
悩んだ末、シリンジを試してみました

Juriaさん（32歳）

結婚して1年半が経ち、妊活をスタート。
夫とは妊活に対する意識の違いで衝突することもしばしば。
シーちゃんメソッドを始めて2か月で基礎体温が安定し、
タイミングとシリンジにトライして妊娠。
重いつわりに苦しむが、仕事を辞めるなどして養生し、2018年9月に女児を出産。

シーちゃん先生のブログを拝見したのは2017年11月頃です。検査では特に問題がないはずなのに、排卵検査薬を使ってタイミング指導を受けてもうまくいかず、AIHに挑戦してもうまくいかず。何をどうしたらと悩んでいたときで、先生の記事は目からウロコでした。

よくよく考えると自分の食生活にはタンパク質が足りないし、寝る時間も深夜0時過ぎ。自分の生活がダメダメで、そのことが妊娠に直結するとは思ってもいなかった。でも、タダでできるし、とりあえず頑張ってやってみようと始めたんです。

つらかったのは、大好きなココアやミルクティーが飲めないこと。帰宅が遅い主人と会えない日が続いて不安になることもありました。

でも一方で、肌荒れがなくなり、体重も減り、日々疲れやすくてだるかったのが、明らかに体調は良くなっていました。それは、基礎体温にも表れていて、2018年に入った頃には低温期が安定してきたんです。

この周期で病院に行けたら良かったのですが、時間がとれず。そこでタイミングに加え、シリンジを試してみることにしました。

主人はもともと淡白で、妊活に対しての気持ちも私とは温度差があって。回数自体が少なく、排卵のチャ

ンスにできていないのではないかと思っていたんです。しかし、「回数増やせないかな?」とそれとなく主人に伝えても「忙しくて無理」とバッサリ。何か打開策はないかと考えたときに、シリンジという選択肢もあるかなと。私自身、なんとなく抵抗感があり悩みましたが、トライしてみることにしたんです。

そして、祈るように毎朝、基礎体温を図り、1月末に陽性反応。そのときは、「やっぱり! でも継続が大事!」と、興奮しつつも妙に冷静だったのを覚えています。

でも、ここからも大変でした。実は妊活に専念していたのですが、結果が出なかったので、年明けから社会復帰を果たしていたんです。

慣れた職場ならまだしも、まったくの新しい環境。仕事は覚えなくちゃいけないし、間違えたら怒られる。人間関係もできていないので頼れる人もいない。妊娠がわかったのがそんなときで、しかも、喜びと同時にひどいつわりが始まったのです。

とにかく気持ちが悪くて、起きている間はずっと船酔いをしているような気持ち悪さ。テレビの食事シーンを見るだけで吐き気と頭痛。歯みがきをしていても、もどしてしまう……体調的には最悪の状態です。

しかも仕事は受付で、その場を任されているのが私一人だったため、自由にトイレに行くこともできません。あるとき、座っていることもできなくなり、医務室で寝込んでしまったことがあって。この環境は妊娠に良くないし、これ以上迷惑をかけるよりはと退職を決意。悩みましたが、シーちゃん先生がおっしゃる「妊娠継続が不可能な条件の仕事は辞めたほうがいい」という言葉も、決断の後押しになりました。

結局、会社を辞めたあともつわりが良くなることはありませんでしたが、実家に戻って安静にして過ごし、9月に女の子を無事に出産しました。

妊活の日々をふりかえって思うのは、「暗闇に落ちてはいけない」ということ。妊活していると、なにかと妬んだり、落ち込んだりしちゃいます。でも、落ち込む前にちゃんと頑張れているのか?と考える。

前向きになると、自分にできることに気付くことができます。なにより暗闇に落ちると夫婦仲にとって最悪です。これが妊活にとっては、いちばん良くないことですから。

おわりに

「元気が湧き上がって、気力が充実してくると妊娠する」

私の持論はこれにつきます。

なんとも原始的な話なのですが、多くの不妊女性とお話しさせていただいてそう思うのです。

女性として妊娠できる期間は有限です。期限がある妊活だからこそ、決めるべきことは先延ばしにせず、後悔のないように一つ一つの決断を丁寧に行いましょう。時間は巻き戻せないのですから。手放せるものはどんどん手放していく。不妊女性を見ていると後手に回ってしまい時間オーバーになるケースが多いのです。先手必勝で取り組んでいただきたいと思います。

今日から、そして今から始めましょう。自分の体と相談しながら実践してみてください。大まかな枠組みは「元気いっぱいになる」です。人の体質はそれぞれ違いますから私のメソッドの厳密さにこだわらず、調子の良さに目を向けて取り組んでください。体の声を聞いて自分のペースに微調整してみてください。まずは、養生です。元気いっぱいを目指して。

この本を手に取ってくださった皆様が、子宝に恵まれますように！

SPECIAL THANKS！

私が手掛けた初の妊活本『待ったなし！崖っぷち高齢不妊女性のための超スパルタ妊娠マニュアル』は、多くの皆様に応援していただいたお陰で、アマゾンランキング妊活カテゴリー1位になりました。その日の夜、1本のメールが届きました。「こ

の本の情報を全国に広めましょう。再編集して全国書店に並べませんか？」と。声をかけてくださったのが扶桑社の高橋香澄さんでした。『崖っぷち妊娠マニュアル』はアマゾンオンデマンドといってアマゾンでしか購入できない本だったからです。私はまったく同じ内容の本ではなく、まだ多くの女性に馴染みのない「着床不全・不育症」、「TSH」、「フェリチン」などの情報を取り入れた本が書きたいのですとお伝えし、本書の大枠ができました。

　アメブロで本書に登場していただく方を募集したとき、TSHを扱ってくれる病院情報を募集したとき、着床不全・不育症で投薬指示をされた方の症例を募集したとき。たくさんの方が反応してくださり、温かく力を貸してくださいました。

　本の症例としてご登場いただいた皆様も、出産間もなく乳幼児育児で大変であったことは想像に難くありませんが、快く対応してくださいました。

　前著と同じイラストレーターの、えのきのこさんと再びお仕事ができてとても嬉しかったです。かわいらしく温かみのある本ができあがりました。

　本書にご協力くださった皆様に心から感謝を申しあげます。

　最後に、原稿書きに追われて事務所に泊まって帰ってこない私の代わりに家事育児を引き受けてくれた主人に、ママ頑張って！とお留守番してくれた二人の娘に、「ありがとう！」を。

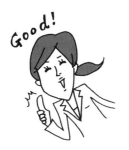

2019年4月　　峯村静恵

甲状腺刺激ホルモン（TSH）の検査と対応をしてくれる病院

（2019年4月現在）

北海道	さっぽろ甲状腺診療所	北海道札幌市中央区大通西15丁目1-10 ITOメディカルビル札幌5F	011-688-6440
青森県	エフ.クリニック	青森県青森市浜田3-3-7	017-729-4103
岩手県	栗原クリニック	岩手県盛岡市本町通1-16-4	019-654-7123
秋田県	清水産婦人科クリニック	秋田県秋田市広面字糠塚116-1	018-893-5655
栃木県	トマト内科 糖尿病 高血圧 甲状腺クリニック	栃木県宇都宮市西川田町851-2	028-688-8921
埼玉県	山内クリニック	埼玉県さいたま市大宮区桜木町1-9-4 エクセレント大宮ビル1F	048-640-3000
	大宮内科クリニック	埼玉県さいたま市大宮区桜木町4-241-1 ARAIビル2F ※診察時間注意 （月〜金）13：00〜16：00　17：00〜21：00 （土）10：00〜12：30　14：00〜16：30	048-650-2521
	まみ内科クリニック	埼玉県ふじみ野市 市沢1-9-1	049-278-1133
千葉県	マリヤ・クリニック	千葉県千葉市稲毛区小仲台6-19-19 Myビル1F	043-287-2624
東京都	伊藤病院	東京都渋谷区神宮前4-3-6	03-3402-7411
	あきら内科	東京都世田谷区用賀4-3-9 MORIYA THREE 2F	03-3708-6777
	五十子クリニック	東京都世田谷区経堂5-3-29	03-3426-0220
	自由が丘メディカルプラザ	東京都目黒区自由が丘2-11-16 日能研自由が丘ビル2F	03-6421-1080
	すわやまクリニック	東京都目黒区上目黒3-23-7	03-3719-2172
富山県	ぬのせ内科クリニック	富山県富山市布瀬本町12-4	076-421-5577
長野県	まるやまファミリークリニック	長野県飯田市大瀬木1106-2	0265-32-1666
静岡県	榎本内科クリニック	静岡県静岡市葵区川合2-8-1	054-208-8820

これは、私がブロガーさんたちに呼びかけ、
実際に受診した病院を教えてもらってまとめたものです。ですから、
こちらの病院でなければ検査・対応をしていないということでは
ありません。お住まいの地域の病院が載っていなくても、
お近くの病院に問い合わせしてみてください。

岐阜県	あんどう内科クリニック	岐阜県岐阜市東駒爪町5	058-262-2974
愛知県	名古屋甲状腺診療所	愛知県名古屋市中区大須4-14-59	052-252-7305
	エンジェルベルホスピタル	愛知県岡崎市錦町5-1	0564-66-0050
	おおこうち内科クリニック	愛知県稲沢市祖父江町桜方上切6-7	0587-97-8300
大阪府	いしかわクリニック	大阪府堺市堺区新町5-10 5F	0120-229-489
奈良県	ASKAレディースクリニック	奈良県奈良市北登美ヶ丘3-3-17	0742-51-7717
兵庫県	隈病院	兵庫県神戸市中央区下山手通 8-2-35	078-371-3721
広島県	小松クリニック	広島県広島市中区鉄砲町10-18 八丁堀栗村ビル7F	082-227-3777
	絹谷産婦人科	広島県広島市中区本通8-23本通ヒルズ4F	082-247-6399
	なんぶ甲状腺クリニック	広島県広島市中区大手町 1-1-20 相生橋ビル2F	082-545-0054
	IVFクリニックひろしま	広島県広島市南区松原町5-1 BIG FRONTひろしま4F	082-264-1131
愛媛県	つばきウイメンズクリニック	愛媛県松山市北土居5-11-7	089-905-1122
福岡県	IVF詠田クリニック	福岡県福岡市中央区天神1-12-1 日之出福岡ビル6F ※検査は行いますが、治療は紹介となります	092-735-6655
	やました甲状腺病院	福岡県福岡市博多区下呉服町1-8	092-281-1300
	牟田病院	福岡県福岡市早良区干隈3-9-1	092-865-2211
	井上善レディースクリニック	福岡県福岡市中央区天神1-2-12 メットライフ天神ビル6F	092-406-5302
熊本県	田尻クリニック	熊本県熊本市中央区水前寺2-6-3	096-385-5430
鹿児島県	しぶや甲状腺クリニック	鹿児島県鹿児島市山下町8-3 メディカルミュゼビル山下町4F	099-222-1001

情報をお寄せくださった皆様、ありがとうございました。
また掲載をご快諾くださったクリニック様にも御礼申し上げます。

峯村静恵（みねむら しずえ）

国際中医専門員、漢方アドバイザー。旧薬種商試験合格、
現登録販売者。5万人以上のカウンセリング実績のある漢方
サロン「アクシスアン」主宰。漢方相談歴18年。自身も39
歳で第一子を帝王切開にて出産。さらに2014年4月、43歳
という高齢で自然妊娠により第二子を出産。カウンセリング
と自身の経験、中医学を基礎とした考え方から、「シーちゃ
んメソッド」を開発した。ブログ「タダ妊活から始めよう！
シーちゃんメソッド妊娠一直線！」にて、シーちゃんメソッド
を詳細に公開。漢方サロンに足を運ばなくとも、メソッドを
実践するだけで妊娠したという事例が多く寄せられている。
著書に『キレイ&元気のための漢方＋薬膳レシピ』（共著／技
術評論社）、『待ったなし！ 崖っぷち高齢不妊女性のための
超スパルタ妊娠マニュアル』（AMAZONオンデマンド）がある。

ブックデザイン ……… 鎌内文（細山田デザイン）
DTP ………………… 横村葵
取材 ………………… 鈴木靖子
イラスト …………… えのきのこ

シーちゃんメソッドで
妊娠一直線

発行日　2019年5月10日　初版第1刷発行

著者 …………… 峯村静恵

発行者 ………… 久保田榮一

発行所 ………… 株式会社 扶桑社
　　　　　　　　〒105-8070
　　　　　　　　東京都港区芝浦 1-1-1　浜松町ビルディング
　　　　　　　　電話　03-6368-8870（編集）
　　　　　　　　　　　03-6368-8891（郵便室）
　　　　　　　　www.fusosha.co.jp

印刷・製本 ……… 株式会社廣済堂

定価はカバーに表示してあります。
造本には十分注意しておりますが、落丁・乱丁
（本のページの抜け落ちや順序の間違い）の
場合は、小社郵便室宛にお送りください。送
料は小社負担でお取り替えいたします（古書店
で購入したものについては、お取り替えできま
せん）。
なお、本書のコピー、スキャン、デジタル化等
の無断複製は著作権法上の例外を除き禁じら
れています。本書を代行業者等の第三者に依頼
してスキャンやデジタル化することは、たとえ
個人や家庭内での利用でも著作権法違反です。

©MINEMURA　Shizue2019
Printed in Japan
ISBN978-4-594-08195-9